Divya Ghune
Aarti Patil

# Imunização contra a cárie dentária

Divya Ghune
Aarti Patil

# Imunização contra a cárie dentária

ScienciaScripts

**Imprint**



Cover image: www.ingimage.com

This book is a translation from the original published under ISBN 978-620-8-41763-5.

Publisher:
Sciencia Scripts
is a trademark of
Dodo Books Indian Ocean Ltd. and OmniScriptum S.R.L publishing group

120 High Road, East Finchley, London, N2 9ED, United Kingdom
Str. Armeneasca 28/1, office 1, Chisinau MD-2012, Republic of Moldova, Europe
Managing Directors: Ieva Konstantinova, Victoria Ursu
info@omniscriptum.com

Printed at: see last page
**ISBN: 978-620-8-54871-1**

# INTRODUÇÃO

**Vacinem o que criam!**

A cárie dentária é uma doença microbiológica infecciosa dos tecidos calcificados dos dentes, caracterizada pela desmineralização porção inorgânica e destruição da substância orgânica do dente (Shafer's).

A cárie dentária é uma das infecções mais antigas e mais comuns nos seres humanos. A incidência de cáries aumentou dramaticamente nas sociedades pós-industriais com o aumento da riqueza e, em particular, com a disponibilidade de açúcar processado.

A cárie dentária é talvez a doença crónica mais prevalente. O resultado doença é a cárie dentária. A doença é o resultado de uma interação complexa entre bactérias aderentes aos dentes produtoras de ácido e hidratos de carbono fermentáveis. Com o passar do tempo, os ácidos dos dentes
A placa bacteriana pode desmineralizar o esmalte e a dentina nas fissuras e nas superfícies lisas dente. O sinal visual mais precoce da cárie dentária é a chamada lesão de mancha branca. Se a desmineralização continuar, as superfícies da mancha branca cavitarão, dando origem a uma cavidade.

A cárie dentária é uma doença infecciosa dos dentes que resulta na dissolução setorial e na destruição do tecido calcificado. A cárie dentária é uma das doenças mais comuns nos seres humanos. Nos tempos modernos, atingiu proporções epidémicas. A cárie é a doença infecciosa mais prevalente que afecta o homem moderno (Scherp, 1971). A prevalência da cárie dentária nos países desenvolvidos varia muito e pode atingir mais de 90%. A taxa de cárie tem vindo a aumentar nos países em desenvolvimento com o aumento da popularidade dos açúcares altamente refinados.[1]

O termo imunidade deriva da palavra latina Immunitae, que se refere à proteção contra a ação judicial oferecida aos senadores romanos durante o seu mandato.

A cavidade oral humana é colonizada por cerca de 300 a 500 espécies de microrganismos. A maioria delas envolve bactérias comensais e oportunistas. Um vasto grupo de microrganismos é determinado a partir de lesões de cárie, dos quais Streptococcus mutans (S. mutans), Lactobacillus acidophilus e Actinomyces viscosus são as principais espécies patogénicas envolvidas na iniciação e desenvolvimento da cárie dentária.[1] A cárie dentária resulta da interação entre hospedeiro, a dieta do hospedeiro e a microflora na superfície do dente, limitada pelo fator tempo. O S. mutans adere fortemente e liberta ácidos através da fermentação de hidratos de carbono, levando à desmineralização do dente. Esta adesão é mediada principalmente pela interação de proteínas de superfície e polissacáridos bacterianos. São representativos da eficiência virulenta e das propriedades das bactérias, bem como das forças defensivas do hospedeiro.[2] Certos locais nos dentes são especialmente propensos ao ataque carioso e estes locais (fissuras, fossas, adjacentes à gengiva e os pontos de contacto entre os dentes) são também frequentemente cobertos por uma massa microbiana densa e complexa - a placa dentária. Esta placa é constituída por muitas espécies microbianas diferentes, cuja distribuição varia não só entre espécies, indivíduos da mesma espécie e em diferentes locais da cavidade oral, mas também de um local para outro no mesmo dente (Gibbons e Van Houte, 1973). A desmineralização do dente é causada por ácidos libertados durante a fermentação dos hidratos de carbono da dieta - especialmente a sacarose (Gustaffson, Quensel, Lambe, Lundqvist, Graham, Bonow e Krasse, 1954; Keyes, 1968). Os factores do hospedeiro estão envolvidos na patogénese da cárie, incluindo os efeitos sobre a cárie das alterações adquiridas na taxa e composição do fluxo salivar (Frank, Herdly e Phillippe, 1965) e as diferenças genéticas na predisposição para a cárie (Peri e Wagner, 1977). A evidência de uma causa bacteriana específica para a cárie dentária e a função das glândulas salivares como local de ação do sistema imunitário da mucosa forneceram uma base científica para o desenvolvimento de uma vacina contra esta doença oral altamente prevalente e dispendiosa. Substância imunobiológica concebida para produzir uma proteção específica contra uma determinada doença. É uma suspensão de microrganismos atenuados ou mortos, administrada para a prevenção ou tratamento de doenças infecciosas. A concentração de IgA secretora na saliva total é significativamente menor em indivíduos com cáries elevadas. Os anticorpos IgA salivares impedem a aderência bacteriana ao esmalte, não se aplicando no caso de locais complicados.

A prevenção da cárie dentária é conseguida numa base individual, reduzindo a quantidade de sacarose ingerida e diminuindo a frequência da ingestão. As vacinas contra a cárie têm o potencial de dar um contributo muito valioso para o controlo da doença. A remoção mecânica da placa bacteriana (por exemplo, através da escovagem dos dentes) é desejável principalmente como meio de prevenção da doença periodontal, uma vez que é mecanicamente impossível limpar completamente os locais mais propensos à cárie. As medidas quimioterapêuticas também têm algum valor, mas a outra medida mais eficaz na profilaxia da cárie é a fluoretação.

Têm sido efectuados grandes estudos para compreender a etiologia da cárie dentária. No século passado, Clarke isolou o Streptococcus mutans[1]. Em 2002, foi relatada a sequência genómica completa de S.mutans. Os microrganismos indígenas presentes na cavidade oral são responsáveis pela cárie dentária e pela doença periodontal[3]. Os estreptococos mutans, incluindo o S. Sobrinus e o S. mutans, são considerados a principal causa e o agente etiológico da cárie dentária[4,5] . A cárie dentária é considerada o maior problema de saúde pública resultante da interação entre o hospedeiro, a sua dieta e a microflora presente na superfície do dente, influenciada pelo fator tempo[6]. Foram realizados muitos estudos com o objetivo de desenvolver uma vacina eficaz para a prevenção da cárie dentária[7]. "A Caries Vaccination é uma abordagem programada para pré imunizar e proteger pessoas propensas a cáries, principalmente crianças, utilizando proteínas presentes nas superfícies bacterianas da flora oral, principalmente Streptococcus mutans (antigénios), para induzir o corpo humano a produzir naturalmente anticorpos contra estes antigénios"[34] .

O início da cárie dentária pode ocorrer na primeira infância, embora cada caso dependa de factores individuais. Em geral, a cárie dentária em crianças com menos de 2 anos é bastante rara, embora possa ser ocasionalmente encontrada na superfície vestibular dos incisivos primários. Mais tarde, foram identificadas lesões cariosas nas superfícies proximais dos incisivos primários em pacientes com 2-3 anos de idade e nas superfícies oclusais dos molares primários naqueles com 3-3,5 anos de idade. A partir daí, a incidência de cáries dentárias nas superfícies proximais aumenta com a idade.

A cárie galopante, designada como uma condição em que um grande número de lesões cariosas ocorre logo após a erupção de cada dente, é ocasionalmente identificada em bebés e crianças pequenas. Este tipo de cárie provoca uma rápida destruição das superfícies vestibulares incisivos superiores, levando a graves problemas estéticos, bem como a sinais e sintomas típicos da cárie dentária, como a dor. Os termos " de amamentação" e "cárie de biberão" têm sido utilizados para especificar este tipo de cárie. O termo "biberão" é por vezes associado a esta doença, porque se considera que deriva de uma alimentação inadequada com biberão. Além disso, sabe-se que a prática comum de alimentar as crianças com uma bebida açucarada num biberão durante a noite é outro fator etiológico importante. No entanto, uma vez que existem outros factores possíveis relacionados com este tipo de cárie dentária, a "cárie precoce cárie infantil" é atualmente considerado mais adequado (Kagihara et al., 2009).

# HISTÓRIA DA CÁRIE DENTÁRIA

A palavra cárie deriva palavra latina "podridão ou apodrecimento".

A taxa de cáries manteve-se baixa durante as idades do Bronze e do Ferro. O aumento da cárie durante o período Neolítico pode ser atribuído ao aumento de alimentos vegetais contendo hidratos de carbono.[3] Acredita-se também que o início do cultivo do arroz no Sul da Ásia tenha causado um aumento da cárie. Um texto sumério de 5000 a.C. descreve um "verme do dente" como a causa da cárie.[3] A teoria mais antiga foi a "teoria do verme do dente" proposta pelos antigos chineses em 2500 a.C., onde se postulava um verme do dente como a causa desta podridão. Em 350 a.C., Aristóteles observou que os figos e os doces causavam cáries e, no século XII, a cárie era descrita como a condição de ter buracos nos dentes ou cavidades. O Papiro de Ebers, um texto egípcio de 1550 a.C., menciona doenças dos dentes. Durante a dinastia Sargonid da Assíria, de 626 a.C. a 668, os escritos do médico do rei especificam a necessidade de extrair um dente devido a uma inflamação disseminada. Taxa de cárie: baixa durante as idades do Bronze e do Ferro, mas aumentou acentuadamente durante a Idade Média.

Pierre Fauchard, conhecido como o pai da medicina dentária moderna, foi um dos primeiros a rejeitar a ideia de que os vermes causavam a cárie dentária e observou que o açúcar era prejudicial para os dentes e para a gengiva. Em 1850, ocorreu outro aumento acentuado na prevalência de cáries, que se acredita ser o resultado de mudanças generalizadas na dieta. Antes desta altura, a cárie cervical era o tipo de cárie mais frequente, mas o aumento da disponibilidade de cana-de-açúcar, farinha refinada, pão e chá açucarado correspondeu a um maior número de cáries de fossas e fissuras. Na década de 1890, W.D. Miller realizou uma série de estudos que o levaram a propor uma explicação para a cárie dentária que foi influente para as teorias actuais. Descobriu que as bactérias habitavam a boca e que produziam ácidos que dissolviam as estruturas dentárias quando na presença de hidratos de carbono fermentáveis. Esta explicação é conhecida como a teoria da cárie quimioparasitária. A contribuição de Millers, juntamente com a investigação sobre a placa bacteriana realizada por G.V. Black e J.L. Williams, serviu de base para a explicação atual da etiologia da cárie.

# HISTÓRIA DA IMUNOLOGIA

O conceito de imunidade às doenças remonta, pelo menos, à Grécia do século V a.C.. Tucídides escreveu sobre indivíduos que recuperaram da peste, que grassava em Atenas na altura. Estes indivíduos, que já tinham contraído a doença, recuperaram e tornaram-se "imunes" ou "isentos". No entanto, a primeira tentativa reconhecida de induzir intencionalmente imunidade a uma doença infecciosa foi no século X, na China, onde a varíola era endémica. O processo de "variolação" envolvia a exposição de pessoas saudáveis a material lesões causadas pela doença, quer colocando-o sob a pele, quer, mais frequentemente, inserindo no nariz crostas em pó de pústulas de varíola. A variolação era conhecida e praticada com frequência no Império Otomano, onde tinha sido introduzida por comerciantes circassianos por volta de 1670. Infelizmente, como não havia padronização do inóculo, a variolação ocasionalmente em morte ou desfiguração por varíola, limitando assim a sua aceitação.

Em 1549, o relato mais antigo da inoculação da varíola (variolação) surge no Douzhen Xinfa de Wan Quan (1499-1582).[4] Em 1718, Lady Mary Wortley Montagu, esposa do embaixador britânico em Constantinopla, observou os efeitos positivos da variolação na população nativa e mandou efetuar a técnica nos seus próprios filhos. Tucídides escreveu na sua História da Guerra do Peloponeso que as pessoas que tinham sido expostas à peste anteriormente podiam cuidar dos doentes sem perigo. No século XIX, a variolação era comum; tratava-se da remoção de pústulas cutâneas de varíola (vírus da varíola) que eram posteriormente colocadas em pequenos cortes na pele de pessoas saudáveis. Tratava-se de uma forma rudimentar de vacinação, uma vez que as pústulas secas e crocantes actuavam como incubadoras de vírus atenuados. Edward Jenner utilizaria mais tarde o vírus da varíola bovina para vacinar (de vacca, latim para "vaca") os doentes contra a varíola. Em 1796, Edward Jenner demonstrou pela primeira vez a vacinação, ou seja, a vacinação da varíola.[4] Louis Pasteur atenuou a raiva e injectou-a num rapazinho, chamando a esta substância vacina, em honra dos estudos anteriores de Jenner na ciência da imunologia. 1880 - 1881 - Teoria de que a virulência bacteriana podia ser atenuada por cultura in vitro e utilizada como vacina. Propôs que os micróbios vivos atenuados produziam imunidade ao privar o hospedeiro de oligoelementos vitais. Utilizada para fabricar "vacinas" contra a cólera das galinhas e o carbúnculo (Louis Pasteur) De 1883 a 1905, Elie Metchnikoff Teoria celular da imunidade através da fagocitose por macrófagos e PMNLs. Em 1900 - Paul Ehrlich apresentou a teoria da formação de anticorpos. Em 1949, John Enders, Thomas Weller e Frederick Robbins postularam o crescimento do vírus da poliomielite em cultura de tecidos, a neutralização com soros imunes e a demonstração da atenuação da neurovirulência com a passagem repetida.

A estratégia nacional de luta contra o cancro foi concebida em quatro vertentes, com os seguintes objectivos

(1) para combater o agente microbiano;
(2) para aumentar a resistência dos dentes;
(3) modificar o regime alimentar; e
(4) para apresentar ao público medidas anti-cárie.

O primeiro objetivo, combater o agente microbiano, baseia-se na evidência de que microorganismos específicos são uma parte importante da patologia da cárie dentária. Por conseguinte, podemos visar algumas bactérias, mas não todas, para a regulação imunitária. Em 1924, Clarke (1924. Brit. J. Exp. Pathol. 5: 141-147) isolou um organismo que ele achava ser das primeiras lesões de cárie em humanos, o Streptococcus mutans. Embora as bactérias fossem amplamente aceites como a causa da cárie dentária, só em 1945-46 é que McClure e Hewitt (1946. J. Dent. Res. 25: 441-443) demonstraram que as bactérias eram de facto potenciais agentes etiológicos da cárie dentária. Utilizando penicilina, ratos e Lactobacillus acidophilus, estes trabalhadores demonstraram uma correlação positiva entre a colonização microbiana e a cárie dentária. Posteriormente, Orland et al. (1954.J. Dent. Res. 33: 147-174) utilizaram ratos gnotobióticos para provar que a ingestão de uma dieta cariogénica por si só não era suficiente para produzir cárie dentária; e para que a cárie ocorresse, os animais tinham de ser infectados por determinadas bactérias.

Em meados da década de 1960, foi criado o cenário para combater especificamente os micróbios cariogénicos, quando se um consenso sobre o organismo alvo e o sistema de defesa do hospedeiro alvo. Depois de definhar durante uma década na sombra dos lactobacilos, o Streptococcus mutans voltou a emergir como o principal candidato ao ataque antimicrobiano, em resultado de vários estudos epidemiológicos e etiológicos. Thomas B. Tomasi e colegas (1965. J. Exp. Med. 121: 10-24) forneceram uma demonstração igualmente importante de que o sistema IgA era o elemento imunológico específico primário na saliva. Estes dois avanços prepararam o terreno para abordagens de vacinação dentária que visam um agente patogénico específico (S. mutans) e a manipulação de um sistema imunitário humoral específico (sIgA).

Em 1951, surgiu a vacina contra a febre amarela. Em 1967 - Kimishige Ishizaka identificou a IgE como o anticorpo reagínico. Em 1995 - Ensaio de vacina de células dendríticas relatado por

Mukherji et al. Em 2005, Ian Frazer desenvolveu uma vacina contra o vírus do papiloma humano. Em 2011, Carl June relata a utilização bem sucedida de células T CAR para o tratamento de certas doenças malignas.

A era moderna da teoria da vacina começou no final de 1969 com experiências de imunização intravenosa em animais como macacos irus por William Bowen 8O estudo da história natural da aquisição oral de estreptococos em bebés revelou que existe colonização de estreptococos mutans em crianças entre os 2 e os 3 anos de idade sob circunstâncias específicas de dieta e outros desafios durante a erupção dos dentes, o que se designa por "JANELA DE INFECTIVIDADE" [9]. A tecnologia de sonda de ADN sugere que, durante o primeiro ano de vida, em doentes propensos a cáries, se encontra um baixo nível de S.mutans em cavidade oral[10].

**Factores que contribuem para a cárie dentária:**

Os quatro factores que contribuem para o processo de cárie são,

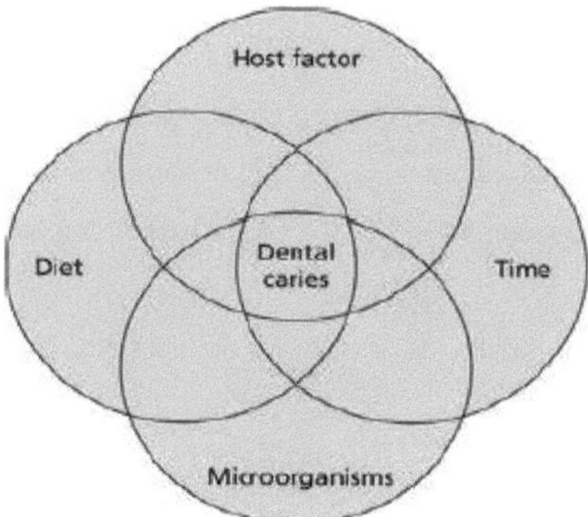


1. Fator de acolhimento
a. Fator dentário
i. Morfologia e posição no arco
ii. Natureza química
b. Saliva
i. Composição, pH e atividade antibacteriana
ii. Quantidade e viscosidade do fluxo

2. Microflora
3. Substrato ou dieta (natureza física e natureza química)
4. Tempo
5. **Fator de acolhimento**

**a. Fator Dente**

**i. Morfologia e posição no arco**

Em comparação com as superfícies lisas dos dentes, as fossas e fissuras profundas são mais propensas ao ataque de cáries devido ao alojamento de alimentos e à estagnação bacteriana. Devido à sua morfologia oclusal complexa, constituída por numerosas fossas e fissuras, os primeiros molares permanentes inferiores, seguidos dos primeiros molares superiores e dos segundos molares inferiores e superiores, são mais susceptíveis de serem atacados por cáries. Além da morfologia do dente, a posição do dente na arcada tem grande influência na incidência de lesões cariosas. Irregularidades na forma da arcada, apinhamento e sobreposição dos dentes também favorecem o desenvolvimento de cáries, pois essas regiões proporcionam um excelente ambiente para o acúmulo de placa bacteriana. Os terceiros molares parcialmente impactados são mais propensos à cárie, assim como os dentes posicionados vestibularmente ou lingualmente.

**ii. Natureza química**

Os componentes químicos do esmalte, como o fosfato dicálcico di-hidratado e a fluorapatite, tornam o esmalte resistente ao ataque de cáries até um certo ponto.

A presença de iões minerais, como Ca, F, Zn e Fe, em concentrações mais elevadas, diminui a solubilidade do esmalte.

Quanto maior for a solubilidade da superfície do esmalte, maior é a possibilidade de desenvolvimento de cáries.

Por conseguinte, podem ser observados em caso de hipoplasia do esmalte.

O conteúdo mineral do esmalte tende a aumentar com o avançar da idade. Estes dentes têm uma maior resistência ao ataque de cáries.

**b. Saliva**

i. **Composição**

Hay et al (1982) e Lagerlof (1983), nos seus relatórios, reiteraram o facto de as secreções salivares humanas serem supersaturadas em cálcio e fosfato.

As concentrações de cálcio e fósforo inorgânicos apresentam uma variação considerável na saliva em repouso e na saliva estimulada. Os indivíduos propensos a cáries têm níveis baixos de cálcio e fósforo. As proteínas salivares como a estaterina, as proteínas ácidas ricas em prolina (PRPs), as cistatinas e as histatinas ajudam na manutenção da homeostase do estado supersaturado da saliva. De acordo com Hay e Moreno (1989), a estaterina está presente na saliva estimulada em concentrações suficientes para inibir a precipitação de sais de cálcio e fosfato. Estudos efectuados por Gibbons e Hay (1988) mostraram que a estaterina pode contribuir para a colonização precoce das superfícies dentárias por certas bactérias, como o Actinomyces viscosus.

As PRP ácidas representam 25-30% de todas as proteínas da saliva e têm uma elevada afinidade para a hidroxiapatite in vitro (Hay e Moreno, 1989). As PRP ácidas ligam o cálcio livre, adsorvem-se às superfícies de hidroxiapatite, inibem o crescimento dos cristais de esmalte e regulam a estrutura cristalina da hidroxiapatite (Hay e Moreno, 1989).

A quantidade e a qualidade das PRPs ácidas e das aglutininas são diferentes em indivíduos livres de cáries e em indivíduos com cáries activas, tal como demonstrado pelos estudos de Rosan et al (1982) e Stenudd (1999). O papel das cistatinas no processo de cárie ainda não é claro. No entanto, elas podem desempenhar um papel menor na regulação da homeostase do cálcio na saliva. As cistatinas fosforiladas e não fosforiladas ligam-se à hidroxiapatita.

ii. **Caudal salivar, pH e capacidade tampão**

A saliva tem a função mais importante na prevenção da cárie, através dos seus efeitos de lavagem e neutralização, normalmente como " salivar" ou "capacidade de depuração oral". Regra geral, quanto maior for o caudal, mais rápida é a depuração e maior é a capacidade tampão. A redução da taxa de fluxo salivar e a concomitante redução dos sistemas de defesa oral podem causar cáries graves e inflamação da mucosa. Embora os pacientes com uma taxa de fluxo salivar diminuída apresentem frequentemente uma elevada incidência de cáries (Papas et al, 1993; Spak et al, 1994) ou suscetibilidade à cárie, continua a ser um mistério qual a quantidade de saliva que é suficientemente adequada. O pH da saliva a partir do qual deixa estar saturada com cálcio e fósforo é referido como o "pH crítico". Normalmente, o pH crítico é de 5,5. Abaixo deste valor, o conteúdo inorgânico tende a desmineralizar-se. O pH normal da saliva em repouso é de 6-7.

**Capacidade de tampão**

A capacidade tampão da saliva, tanto não estimulada como estimulada, envolve três sistemas tampão principais: o bicarbonato ($HCO^{-3}$), o fosfato e os sistemas tampão de proteínas. Estes sistemas têm diferentes gamas de pH de capacidade tampão máxima. Os sistemas de bicarbonato e fosfato têm valores de pH de 6,1-6,3 e 6,8-7,0, respetivamente. Uma vez que maior parte da capacidade tampão salivar ativa durante a ingestão de alimentos e a mastigação se deve ao sistema bicarbonato, um fluxo salivar suficiente fornece à cavidade oral os componentes neutralizantes.

Os sistemas tampão de fosfato e de proteínas dão uma contribuição menor para a capacidade tampão salivar total, em relação ao sistema de bicarbonato. O sistema de fosfato é, em princípio, análogo ao sistema de bicarbonato, mas sem a importante capacidade de tamponamento de fase, e é relativamente independente da taxa de secreção salivar. Lagerlof e Oliveby, em 1994, mostraram que uma taxa de fluxo baixa combinada com um efeito tampão baixo ou moderado indicava uma fraca resistência salivar contra o ataque microbiano.

É um facto bem estabelecido que a capacidade tampão da saliva e a experiência de cárie estão inversamente relacionadas. O efeito tampão da saliva é influenciado alterações hormonais e metabólicas, bem pela saúde geral alterada. É geralmente aceite que o efeito tampão é maior nos homens do que nas mulheres (Heintze et al, 1983). Nas mulheres, o efeito tampão diminui gradualmente, independentemente do caudal, no final da gravidez e recupera rapidamente após o parto. A introdução de terapia de substituição hormonal em mulheres na menopausa (Laine e Leimola-Virtanen, 1996) ou de contraceptivos orais de baixa dose (Laine et al, 1991) pode aumentar ligeiramente a capacidade tampão.As anidrases carbónicas (ACs) participam na manutenção da homeostase do pH em vários tecidos e fluidos biológicos do corpo humano, catalisando a hidratação reversível do dióxido de carbono. Investigações recentes sugerem que a CA VI salivar desempenha um papel na proteção dos dentes contra as cáries (Kivela et al, 1999a, b). Foi relatado que o CA VI se liga à película de esmalte e retém a sua atividade enzimática na superfície do dente. Acredita-se também que a ureia e a solução salina na saliva são hidrolisadas para produzir amoníaco e que este último pode causar um aumento do pH salivar. Este aumento do pH pode contrariar os ataques à superfície do dente durante a progressão da cárie.

**Atividade antibacteriana**

Os principais factores de defesa inata oral são os sistemas de peroxidase, a lisozima, a lactoferrina e as histatinas. Estudos in vitro mostraram que estas proteínas são conhecidas por limitar o crescimento bacteriano ou fúngico, interferir com a absorção bacteriana de glucose ou com o metabolismo da glucose e promover a agregação e, assim, eliminar as bactérias. Hanstrom et al (1983) e Tenovuo e Larjava (1984) referiram que os sistemas salivares de peroxidase e mieloperoxidase eliminam o H2O2, que é altamente tóxico para as células dos mamíferos. As imunoglobulinas, IgG, IgM, IgA e IgA secretora (sIgA), formam a base da defesa salivar específica contra a flora microbiana oral, incluindo o Streptococcus mutans. A imunoglobulina mais abundantemente disponível na saliva é a slgA dimérica, que é produzida por células plasmáticas localizadas nas glândulas salivares. Na saliva estão presentes duas subclasses de IgA; a IgAl constitui o principal componente das imunoglobulinas, embora a quantidade relativa de IgA2 seja mais elevada na saliva do que noutras secreções (Tappuni e Challacombe, 1994). Nos seres humanos, a IgG, principalmente de origem materna, é a única imunoglobulina detetável na saliva dos recém-nascidos. A IgA salivar está ausente à nascença, mas é geralmente detetável até idade de 1 semana. A concentração de IgG diminui para níveis não detectáveis após alguns meses, mas aparece novamente após a erupção dos dentes (Brandtzaeg, 1989). Podem ser detectadas baixas concentrações de IgG na saliva parotídea estimulada (Brandtzaeg, 1989), mas a maior parte da IgG detectada na saliva total entra na boca a partir do fluido crevicular gengival, sendo assim originária dos soros. Na maioria das crianças com mais de 3 anos de idade, podem ser detectadas IgAs salivares contra S. mutans, e a sua quantidade aumenta com o tempo de exposição (Smith e Taubman, 1992). As Igs salivares podem ligar-se à película salivar e também são encontradas na placa dentária (Newman et al, 1979; Fine et al, 1984). Na cavidade oral, as imunoglobulinas actuam neutralizando vários factores de virulência microbiana, limitando a aderência microbiana e aglutinando as bactérias, bem como impedindo a penetração de antigénios estranhos na mucosa. As IgGs também são capazes de opsonizar as bactérias para os fagócitos, que são relatados como permanecendo activos na placa dentária e na saliva (Scully, 1980; Newman, 1990).

**Quantidade e viscosidade do fluxo**

A consistência ou viscosidade da saliva e a quantidade de saliva produzida têm uma influência significativa na incidência de cáries dentárias.

Uma pessoa produz, em média, pelo menos 500 ml de saliva num período de 24 horas. O fluxo não estimulado é de 0,3 ml/min, enquanto o fluxo durante o sono é de 0,1 ml/min e durante a alimentação ou mastigação, aumenta para 4,0 a 5,0 ml/min. Qualquer redução desta quantidade de saliva, como se verifica em doenças como a síndrome de Sjögren, diabetes, etc., predispõe à cárie dentária. O aumento da viscosidade da saliva pode dificultar a sua ação de limpeza natural, favorecendo assim a deposição de placa bacteriana na superfície dentária. Da mesma forma, quando a viscosidade salivar é baixa, a quantidade de minerais e bicarbonatos é inadequada, limitando assim a sua atividade anticárie.

**Microflora**

O principal agente etiológico da cárie oclusal e das fossas e fissuras é S. mutans. A cárie dentária profunda está normalmente associada a lactobacilos, certos anaeróbios gram-positivos e filamentos como Eubacterium e Actinomyces. A cárie radicular ou cárie cementária está predominantemente associada a Actinomyces viscosus. No entanto, foram também isoladas outras espécies de Actinomyces, tais como A. naeslundii e A. nocardia.

**Substrato e factores dietéticos**

O papel da dieta na causa da cárie dentária tem sido amplamente estudado.
Uma variedade de factores alimentares tem sido implicada na causa da cárie dentária.

**Natureza física da alimentação**

Acredita-se que os alimentos grosseiros e fibrosos ajudam a limpar os detritos da superfície do dente, minimizando assim a incidência de lesões cariosas. No entanto, os alimentos refinados e ricos em amido ajudam na formação de cáries dentárias.

**Natureza química da alimentação**

O tipo de hidrato de carbono (monossacarídeo, dissacarídeo ou polissacarídeo), a frequência de ingestão e o tempo durante o qual o alimento ingerido permanece estagnado na cavidade oral ou na superfície do dente determinam a incidência e a gravidade das lesões de cárie. Estudos em animais mostraram que o açúcar na forma sólida e pegajosa é mais prejudicial para o dente do que a mesma quantidade de açúcar na forma líquida. Acredita-se que os indivíduos com deficiência de vitamina B têm menor incidência de cárie dentária. A vitamina B é essencial para o crescimento da flora acidogénica oral e também serve como um componente de coenzimas envolvidas na glicólise. A vitamina D desempenha um papel importante no desenvolvimento normal dos dentes. Vários estudos que os dentes são hipoplásicos e têm normalmente maior incidência de cáries dentárias na deficiência de vitamina D. Os dentes podem ser pouco calcificados em indivíduos expostos a baixas doses de cálcio durante a vida intra-uterina e a infância. Estes dentes mal calcificados podem ser susceptíveis de serem atacados por cáries. Sabe-se que níveis mais elevados de selénio predispõem a lesões de cárie que afectam os dentes permanentes. O teor de flúor na dieta não tem um papel significativo devido à sua indisponibilidade metabólica. Por isso, o teor de flúor no sal de cozinha e o seu efeito na redução da incidência de lesões cariosas é ainda questionável. No entanto, a água fluoretada minimiza a incidência de cáries. A presença de fosfatos, molibdénio e vanádio na dieta ajuda a minimizar a incidência de lesões de cárie.

**Papel da hereditariedade**

A revisão da literatura revela vários estudos para avaliar as modificações genéticas no esmalte dentário, a modificação genética da resposta imunitária, a regulação genética da função salivar e as alterações hereditárias no metabolismo do açúcar. Bachrach e Young (1927) compararam a incidência de cáries em gémeos monozigóticos com gémeos dizigóticos do mesmo sexo (93 pares) e gémeos dizigóticos de sexo diferente (78 pares). Os seus resultados mostraram que os gémeos monozigóticos tinham uma incidência de cáries mais semelhante do que os gémeos dizigóticos e que os gémeos dizigóticos de sexo diferente tinham a maior variação. Os autores concluíram que a hereditariedade desempenha um papel subsidiário na incidência de cáries. Acredita-se que a hereditariedade afecta a cárie dentária apenas na medida em que controla a forma de um dente e as suas fossas e fissuras e a sua posição na arcada dentária.Senpuku et al (1998) e Acton et al (1999) correlacionaram tipos específicos de HLA-DR com a ligação de antigénios de S. mutans e a colonização por S. mutans.Acton concluiu que "os genes do MHC modulam o nível de organismos cariogénicos orais". Mariani et al (1994), no seu estudo sobre a doença celíaca, defeitos do esmalte e tipagem HLA, observaram que o HLA-DR3 estava associado a um aumento dos defeitos do esmalte e os HLA-DR5, 7 estavam associados a uma frequência reduzida de defeitos do esmalte. Estudos demonstraram que os genes do complexo HLA estão associados a alterações no desenvolvimento do esmalte e a uma maior suscetibilidade a defeitos dentários.
cáries.

**Papel da imunidade**

A IgA salivar e as imunoglobulinas segregadas fluido crevicular gengival, tais como IgG, IgM e IgA, juntamente com leucócitos neutrófilos e macrófagos, desempenham um papel importante na prevenção da cárie dentária. Acredita-se que a resposta imunitária exercida pelo sistema imunitário crevicular gengival é mais potente em comparação com o mecanismo imunitário salivar.

A IgA salivar impede a aderência do S. mutans à superfície dentária. Os anticorpos IgG actuam como opsoninas, facilitam a fagocitose e a morte de S. mutans pela ação de macrófagos e leucócitos neutrófilos.

**Classificação da cárie dentária**

1. Cáries dentárias com base na localização
a. Cáries de fossas e fissuras
b. Cáries de superfície lisa
c. Cáries da superfície da raiz

2. Cáries dentárias com base na gravidade
a. De acordo com a morfologia dos dentes
b. De acordo com a gravidade e a evolução
c. De acordo com o padrão etário
d. De acordo com a rapidez dos progressos.

3. Cáries dentárias com base na Rapidez
a. Cáries dentárias agudas
b. Cáries dentárias crónicas

## TEORIAS DA CÁRIE DENTÁRIA

De acordo com Sturdevant, a cárie dentária é uma doença microbiológica infecciosa dos dentes que resulta na dissolução localizada e na destruição de tecidos calcificados

Segundo a OMS, é definido como um processo patológico pós-eruptivo localizado, de origem externa, que envolve o amolecimento do tecido duro do dente e que leva à formação de uma cavidade.

Segundo Shafer, Hine, Levy: É definida como uma doença microbiana dos tecidos calcificados dos dentes, caracterizada pela desmineralização porção inorgânica e destruição substância orgânica do dente.

Existem três hipóteses principais para a etiologia da cárie dentária:

- A hipótese da placa específica
- A hipótese da placa inespecífica
- A hipótese da placa ecológica

**A hipótese da placa específica** propôs que apenas algumas espécies específicas, como o Streptococcus mutans e o Streptococcus sobrinus, estão ativamente envolvidas na doença.

**A hipótese da placa inespecífica** sustenta que a cárie é o resultado da atividade global da microflora total da placa, que é composta por muitas espécies bacterianas.

**A hipótese da placa ecológica** sugere que a cárie é o resultado de uma mudança no equilíbrio da microflora residente, impulsionada por alterações nas condições ambientais locais. Tal como o S. mutans, por exemplo, espécies de Veillonella, Lactobacillus, Bifidobacterium, Propionibacterium. Actinomyces, e Atopobium, também podem desempenhar um papel importante na produção de cáries. Actinomyces spp. e espécies não

Os estreptococos S. mutans podem estar envolvidos no início da doença. No entanto, muitas teorias evoluíram ao longo de anos de investigação e observação.

1. Teorias endógenas

- Teoria Humoral
- Teoria Vital

2. Teorias exógenas

- Teoria do verme

- Teoria química
- Teoria parasitária
- Teoria de Miller
- Teoria proteolítica
- Teoria da quelação proteolítica
- Teoria da quelação com sacarose

3. Outras teorias: -

- Teoria autoimune
- Teoria da sulfatase
- Teoria de Levine

**ENDOGÉNIO**

**TEORIA Teoria humoral**

Avançado pelos médicos gregos, a proporção relativa fluidos dos quatro elementos do corpo determina a constituição física e mental da pessoa. (O sangue, a fleuma, a bílis negra e a bílis amarela correspondem aos quatro humores - sanguíneo, fleumático, melancólico e colérico. Todas as doenças, incluindo as cáries, podem ser explicadas por um desequilíbrio destes humores

**Teoria vital**

No final do século XVIII, a cárie dentária tem origem no próprio dente, à semelhança da gangrena óssea. Celsus e Galeno concluíram que os dentes são parte integrante do corpo. Um tipo de cárie clinicamente bem conhecido é caracterizado por uma penetração extensa na dentina, e mesmo na polpa, mas com uma fissura ou um entalhe pouco detetável.

**TEORIAS EXÓGENAS**

**A lenda de Worms**

Antigo texto sumério; 5000 a.C., descoberto em tábuas de argila escavadas no vale do Eufrates, na região da Baixa Mesopotâmia. Dor de dentes provocada por um verme que bebia o sangue dos dentes e se alimentava das raízes dos maxilares. De acordo com esta teoria, a cárie causada por um verme era universal, como comprovam os escritos de Homero.

**Teoria química (dos ácidos) (1819)**

Parmly (1819) propôs que um "agente químico" não identificado era responsável pela cárie. De acordo com esta teoria, os dentes são destruídos pelos ácidos formados na cavidade oral pela putrefação de proteínas que produzem amoníaco e são subsequentemente oxidadas em ácido nítrico. Robertson (1895) propôs que a cárie dentária era causada por ácidos formados pela fermentação de partículas de alimentos à volta dos dentes.

**Teoria parasitária ou séptica** (1893)

Afirmou que os microrganismos podem ter efeitos tóxicos e destrutivos nos tecidos dentários. Ficinus, um médico dentista, sugeriu que os microrganismos filamentosos (denticolae) na cutícula do esmalte e nas lesões cariosas causavam a decomposição do esmalte e da dentina. Nem Erdl nem Ficinus explicaram como é que estes organismos destruíam a estrutura do dente. Enquanto Underwood, Milles; 1880 afirmaram que o ácido capaz de causar descalcificação era produzido por bactérias que se alimentavam de fibrilas orgânicas da dentina.

**Teoria químico-parasitária de Miller (1882)**

Proposta por Willoughby D Miller. Esta teoria é uma mistura das teorias química e parasitária propostas anteriormente. De acordo com esta teoria, a cárie dentária é um processo químico-parasitário que consiste em 2 fases:

1. Descalcificação do esmalte e da dentina (fase preliminar)

2. dissolução do resíduo amolecido (fase posterior) e o ácido que provoca a descalcificação primária são produzidos pela fermentação de amidos e açúcares dos cantos retidos dos dentes.
Assim, Miller defendeu o papel essencial de 3 factores no processo de cárie: os microrganismos orais, o substrato de hidratos de carbono e o ácido.
Embora, na , esta teoria não pudesse explicar

1) predileção por locais específicos num dente

2) início de cáries de superfície lisa

3) porque é que algumas populações estão livres de cáries

4) o fenómeno da cárie detida.

Esta teoria ainda é considerada como a espinha dorsal do conhecimento e compreensão actuais etiologia da cárie dentária. **Esta teoria tem sido aceite pela maioria dos investigadores numa forma essencialmente inalterada desde o seu início**

**A teoria proteolítica (1879)**

Por Gottlieb. De acordo com esta teoria, os elementos orgânicos ou proteicos do dente (e não os constituintes inorgânicos do esmalte) são as vias iniciais de invasão pelos microrganismos; e a cárie é essencialmente um processo proteolítico, no qual os microrganismos invadem as vias orgânicas e destroem-nas enquanto avançam através delas, formando ácidos. Por conseguinte, certas estruturas do esmalte com uma elevada composição de material orgânico, como as lamelas de esmalte e as bainhas das barras de esmalte, podem servir de via para a invasão de microrganismos através do esmalte.

Desvantagens desta teoria

1) Não conseguiu fornecer provas suficientes para apoiar a afirmação de que o ataque inicial ao esmalte é proteolítico;

2) Também estudos experimentais demonstraram a ocorrência de cáries mesmo na ausência de microrganismos proteolíticos. No entanto, esta teoria continua a ser útil para explicar a progressão de uma lesão cariosa mais avançada.

**Teoria da quelação da proteólise (1955)**

Proposta por Shalz et al. implica uma degradação microbiana simultânea dos componentes orgânicos (proteólise) e a dissolução dos minerais do dente pelo processo de quelação. De acordo com esta teoria, a cárie dentária resulta de uma ação proteolítica bacteriana e enzimática inicial sobre a matéria orgânica do esmalte sem desmineralização preliminar. Isto causa a libertação de uma variedade de agentes complexantes, tais como aminoácidos, polifosfatos e ácidos orgânicos que depois dissolvem a apatite cristalina.

**Teoria da quelação da sacarose (1967)**

Egglers-Lura; 1967 afirmou que as elevadas concentrações de sacarose frequentemente encontradas na boca de indivíduos com cáries activas formam sacarato de cálcio; assim, ocorre uma interação direta entre a sacarose e o cálcio. É improvável que seja um processo significativo devido à rapidez com que a sacarose é metabolizada em ácido e polissacárido, e porque os sacaratos de cálcio só se podem formar a um pH elevado, acima do intervalo normalmente encontrado na boca.

**Teoria autoimune (1961)**

Isto sugere que algumas células odontoblastóides em alguns locais específicos da polpa de alguns dentes específicos são danificadas mecanismos auto-imunes. Por esta razão, a capacidade de defesa e a integridade do esmalte e da dentina sobrejacentes nessas áreas específicas ficam comprometidas e podem ser locais potenciais para o desenvolvimento de cáries.

**Teoria da sulfatase Pincus (1949)**

Os organismos proteolíticos atacam primeiro os elementos proteicos. As sulfatases dos Gram-bacilos hidrolisam a mucoitina sulfatase do esmalte e a condroitina sulfatase da dentina e produzem ácido sulfúrico. A teoria da complexação e fosforilação (Eggers-Lura 1967) afirma que a absorção de fosfato pelas bactérias da placa bacteriana ocorre durante a glicólise e a síntese de polifosfatos.

**Teoria de Levine** (1977)

Levine (1977) estabeleceu a relação química entre o esmalte e a placa bacteriana e os factores que determinam o movimento dos minerais da saliva/placa bacteriana para o esmalte e vice-versa, que designou por mecanismo iónico de "gangorra".

## A TEORIA INTERNA DA CÁRIE: INFLAMAÇÃO A PARTIR DA POLPA DENTÁRIA[5]

O francês Par'e (1510 a 1590) refutou a teoria do verme do dente, declarando que a dor de dente era devida a forças internas de calor ou frio que resultavam em cáries, ele afirmou que "os órgãos dos dentes alteram a maneira dos ossos, sofrem inflamação e rapidamente supuram para se tornarem podres". Daí o conceito de inflamação a partir do interior do dente.

Pierre Fauchard (1678 -1761) foi um dos primeiros a preferir o termo mais técnico de cárie, que ele pensava ser causada por um tumor de fibras ósseas que deslocava partes dos dentes causando a sua destruição. Bondett e Jourdain deram o termo de gangrena dentária à cárie. O pensamento comum era que a cárie era o de uma inflamação membrana de revestimento ao longo da parede polpa-dentina, que penetrava do interior da polpa para o exterior. A teoria colectiva de muitos escritores da época era que os factores nutritivos dos tecidos circundantes e da polpa eram simplesmente retidos. Assim, a polpa morria e decompunha-se e a cárie prosseguia através dentina até à superfície externa do esmalte.

## A TEORIA QUÍMICA EXTERNA DA CÁRIE[5]

Substitui a Teoria da Inflamação Interna. No final do século XVII e início do século XIX, utilizando tecnologias de preparação histológica e de coloração, identificou-se que a cárie era causada por agentes químicos externos. Robertson opinou em 1835 que a cárie era causada pela desintegração química do dente, denunciando a teoria da inflamação.

## CONCEITO ACTUAL DE CÁRIE DENTÁRIA

Factores primários: Iniciar a cárie
Placa bacteriana BIOFILM+ substrato dente+ TEMPO

O dente é mais vulnerável à cárie proximal durante os primeiros 2 anos após a erupção. Aumento contínuo da incidência de cáries proximais em pacientes adolescentes, concomitantemente com uma diminuição comparativa da incidência de cáries oclusais. A saliva é outro fator do hospedeiro: fundamental para o processo. Limpa mecanicamente os dentes e elimina os hidratos de carbono e os ácidos da placa bacteriana. Neutraliza os ácidos da placa bacteriana, mantendo assim o pH e o gradiente de difusão do cálcio e do fosfato. Como estes dois os minerais retornam ao dente, a remineralização ocorre em combinação com o flúor. A película adquirida é uma película acelular que cobre a superfície do dente e permite que as bactérias orais adiram ao dente. Assim, a cárie requer um hospedeiro suscetível, uma flora cariogénica e um substrato adequado que deve estar presente durante um período de tempo suficiente

Factores secundários: Modificar a progressão

Higiene oral, flora oral (quantitativa e qualitativa) saliva (pH, composição, capacidade tampão, débito) Fluoreto na placa bacteriana; Dieta e nutrição; Hidratos de carbono, (tipo e concentração) Composição química dos alimentos (gorduras, proteínas) Caraterísticas físicas dos alimentos (detergência, etc.)Concentração de fluoreto, nível de carbonato e citrato, idade do dente, morfologia grosseira e superficial (hipoplasia, fissuras), cristalinidade da OH-apatite, oligoelementos (Zn,Se,Sn,Fe,Mn,Mo) Nutrição: Vitaminas e minerais, gorduras, proteínas, fosfatos) Composição salivar e taxa de fluxo Composição da superfície do esmalte. A dieta é outro componente importante no processo carioso. A dieta de hidratos de carbono altamente cariogénicos é rapidamente metabolizada pelas bactérias da placa bacteriana para produzir ácidos. Os ácidos difundem-se no esmalte à medida que os minerais se difundem para fora do dente, levando à cavitação. Não é apenas a composição da dieta que é preocupante, mas também a frequência da ingestão de açúcar. Se um intervalo de tempo suficiente entre os desafios ácidos, a desmineralização pode ser revertida, resultando numa neutralização.

**Classificação dos microrganismos na cárie dentária:**

Uma grande variedade de organismos é capaz de iniciar a cárie à medida que colonizam em várias áreas retentivas.

| S.No. | Groups | Species |
|---|---|---|
| 1 | ***Streptococcus mutans* group** | *S. mutans*<br>*S. sorbinus*<br>*S. ratti* |
| 2 | ***Streptococcus salivarus* group** | *S. salivarius*<br>*S. infantarius*<br>*S. vestibularis* |
| 3 | ***Streptococcus mitis* group** | *S. mitis*<br>*S. oralis*<br>*S. infantis*<br>*S. cristatus*<br>*S. perois* |
| 4 | ***Streptococcus sanguinis* group** | *S. sanguinis*<br>*S. parasanguinis*<br>*S. gordonii* |
| 5 | ***Streptococcus anginosus* group** | *S. anginosus*<br>*S. intermedius*<br>*S. constellatus* |

**Table 1:** Five Major Groups of Viridans Group Streptococci [38,68].

**Table 1**
**The microbial characteristics of organisms associated with the development of dental caries**

| Organism | Characteristic Features |
|---|---|
| Primary colonizers | |
| *Streptococcus* spp | Gram-positive; coccoid in shape; facultative anaerobes; most are mesophiles |
| *Actinomyces* spp | Gram-positive; individual colonies are rod-shaped but collectively may appear filamentous; most are facultative anaerobes with the exception of *A meyeri*; most are mesophiles |
| *Neisseria* spp | Gram-negative; coccoid in shape; some are capnophiles, some are microaerophillic; most are mesophiles |
| *Veillonella* spp | Gram-negative; coccoid in shape; obligate anaerobe; mesophile |
| Secondary colonizers | |
| *Fusobacterium nucleatum* | Gram-negative; fusiform rods or spindle-shaped (spindle-shaped rod); anaerobic; able to coaggregate with other species in the oral cavity to form dental plaque; mesophillic |
| *Prevotella intermedia* | Gram-negative; rod-shaped; anaerobic; opportunistic pathogen |
| *Capnocytophaga* spp | Gram-negative; thin rod-shaped (medium to long rods); gliding ability on agar; facultative anaerobe; capnophile; mesophile |
| *Eikenella corrodens* | Gram-negative; rod-shaped; facultative anaerobe; mesophile; bleachy or musty odor; forms pits on chocolate agar |
| *Actinobacillus actinomycetemcomitans* | Gram-negative; coccobacillus (curved or straight); capnophile; facultative anaerobe; mesophile |
| *Treponema* spp | Gram-negative; spiral-shaped; microaerophillic; mesophile |

**Table 1:** Microorganisms implicated in dental caries[10]

| *Type of caries* | *Microorganism* |
|---|---|
| Pit and fissure | *Streptococcus mutans*<br>*Lactobacillus sp.* |
| Smooth surface (enamel) | *Streptococcus mutans* |
| Deep dentinal caries | *Lactobacillus sp.*<br>*Actinomyces naeslundii*<br>*Actinomyces viscosus*<br>*Other* Filamentous rods |
| Root surface | *Actinomyces viscosus*<br>*Actinomyces naeslundii*<br>*Other* Filamentous rods<br>*Streptococcus mutans* |

| **Table 2:** Organisms associated with various periodontal diseases[3,5,16] | |
|---|---|
| *Periodontal disease* | *Microorganisms* |
| Gingivitis | *Streptococcus sanguis* |
| | *Streptococcus milleri* |
| | *Actinomyces israelii* |
| | *Actinomyces naeslundii* |
| | *Prevotella intermedia* |
| | *Capnocytophaga spp.* |
| | *Fusobacterium nucleatum* |
| | *Veillonella spp.* |
| Pregnancy gingivitis | *Prevotella intermedia* |
| Adult periodontitis | *Porphyromonas gingivalis* |
| | *Prevotella intermedia* |
| | *Fusobacterium nucleatum* |
| | *Tannerella forsythia* |
| | *Treponema denticola* |
| | *Aggregatibacter actinomycetemcomitans* |
| Aggressive periodontitis — Localized chronic | *Aggregatibacter actinomycetemcomitans* |
| | *Porphyromonas gingivalis* |
| | *Prevotella intermedia* |
| | *Capnocytophaga spp.* |
| | *Eikenella corrodens* |
| | *Neisseria spp.* |
| | *Aggregatibacter actinomycetemcomitans* |
| Prepubertal periodontitis | *Fusobacterium spp.* |
| | *Selenomonas spp.* |
| | *Campylobacter spp.* |
| | *Prevotella spp.* |
| | *Capnocytophaga spp.* |
| Refractory periodontitis | *Tannerella forsythus* |
| | *Porphyromonas gingivalis* |
| | *Campylobacter rectus* |
| | *Prevotella intermedia* |
| Acute necrotizing ulcerative periodontitis (ANUG) | *Prevotella intermedia*<br>*Treponema spp.* |

# MICROFLORA

## Microbiologia da cárie dentária

O grupo predominante de microorganismos é o dos estreptococos. Entre estas estirpes, o responsável é o S. mutans. Trata-se de organismos gram-positivos, redondos ou ovóides. Podem ter a forma de bastonete, não são esporulados e não são móveis. Podem ser cultivados em ágar sangue com formação de colónias refractárias medindo 0,5-1,5 mm a 37°C. São patogénicos para os seres humanos. Os três organismos mais comuns associados à cárie secundária são o S. mutans, os lactobacilos e o Actinomyces viscosus. Fontanna et al (1996) observaram uma relação definitiva entre o S. mutans e a cárie secundária. O S. mutans também está presente na saliva e na placa dentária em indivíduos com cáries galopantes devido à xerostomia, bem em crianças alimentadas com leite de biberão. Verificou-se que o S. mutans e os lactobacilos aumentam em números significativos na placa, bem como na dentina de dentes restaurados com amálgamas com defeitos marginais com mais de 40 µm. Fitzergerald et al (1994) eram da opinião de que, em associação com estes três microrganismos principais, outros também desempenhavam um papel na cárie secundária. Encontraram S. mutans, S. sanguis e S. salivarius em 35%, 24% e 14% das amostras com crescimento positivo, respetivamente. Outros isolados como S. gordonii, S. milleri, S. oralis e S. mitis também foram reconhecidos. Certos organismos, que ocorreram muito frequentemente, foram Propionibacterium, Bifidobacterium, Eubacterium e Peptococcus. Actinomyces foram encontrados em 46% das amostras. A. viscosus e A. naeslundii foram os mais prevalentes, seguidos por A. israelii e A. odontolyticus. S. mutans pode aderir à superfície do dente através do glucano que é produzido pela utilização da sacarose da dieta. Estes organismos fermentam o manitol e a lactose com a produção de ácido. Estes podem absorver a sacarose da dieta e decompor-se em glucose e frutose através da enzima invertase. Por fim, a glucose e a frutose são decompostas em ácido lático. Estes têm a capacidade de armazenar a glucose e a frutose da degradação para a síntese de ácidos na ausência de sacarose alimentar.

## Componentes antigénicos do Streptococcus Mutans

S. mutans possui várias substâncias de superfície celular, incluindo adesinas, GTFs e proteínas de ligação ao glucano (GBP). Estas substâncias são utilizadas na preparação de vacinas. **Adesinas:** As adesinas formam os dois principais agentes patogénicos humanos do S.

mutans (identificados de forma variada como antigénios I/II, Pac ou P1 e Streptococcus sobrinus, Spa-A ou Pag) e foram purificadas. Os antigénios I/II (Ag I/II) encontram-se no sobrenadante da cultura, bem como na superfície da célula de S. mutans . Esta proteína de 185 KDa é composta por uma única cadeia polipeptídica de aproximadamente 1600 resíduos. Ag I/II contém uma região de repetição em tandem rica em alanina no terço N-terminal e uma região de repetição rica em prolina no centro da molécula. Estas regiões têm sido associadas à atividade de adesina da Ag I/II. A porção central rica em prolina contém um epítopo de adesina, baseando as suas conclusões em ensaios de inibição da adesina que envolvem o fragmento recombinante de Ag I/II. O anticorpo dirigido à molécula Ag I/II intacta ou ao seu domínio de ligação salivar bloqueou a adesão de S. mutans à hidroxiapatite revestida com saliva.

A imunização de ratinhos com um péptido sintético (resíduo 301-319) região rica em alanina do Ag I/II suprimiu a colonização dentária com S. mutans.

**Glucosiltransferase**

S. mutans tem três formas de glucosiltransferases (GTFs):

- Enzima de síntese de glucano insolúvel em água: GTF-I
- Enzimas de síntese de glucanos insolúveis em água e solúveis em água: GTF-S-I
- Enzimas de síntese de glucanos solúveis em água: GTF-S

Os genes que codificam GTF-I, GTF-SI e GTF-S são chamados de genes GTF-B, GTF-C e GTF-D, respetivamente. Todos os três genes GTF são importantes para a formação de cáries de superfície lisa no sistema de modelo de rato livre de agentes patogénicos. O Streptococcus sobrinus produz uma enzima de síntese de glucano insolúvel em água, a GTF-S. O gene GTF-I que codifica a GTF-I e os genes GTF-S e GTF-T que codificam duas enzimas GTF-S foram clonados. S.mutans e Streptococcus sobrinus sintetizam cada um vários GTFs

**Proteína de ligação ao glucano (GBP):** S. mutans segrega pelo menos três proteínas distintas com atividade de ligação ao glucano: GBP-A, GBP-B e GBP-C. Das três GBPs de S. mutans, apenas a GBP-B demonstrou induzir uma resposta imunitária protetora contra a cárie dentária experimental. A GBP-A tem uma sequência de 563 aminoácidos. O peso molecular é de 59,0 Kda. O carboxi-terminal 2/3 $^{rd}$ da sequência de GBP-A tem uma homologia significativa com uma região putativa de ligação ao glucano de GTFs de S. mutans. A região C-terminal contém 16 unidades de repetição, que representam o domínio completo de ligação ao glucano desta proteína. A GBP-A tem uma maior afinidade pelo glucano solúvel em água do que pelo glucano insolúvel em água

**Dextranases :** O dextrano é um constituinte importante da placa dentária inicial. A dextranase é uma enzima produzida pelo Streptococcus mutans. Destrói o dextrano e, assim, as bactérias podem invadir a placa dentária inicial rica em dextrano. A dextranase, quando utilizada como antigénio, pode impedir a colonização do organismo na placa dentária inicial. [7]

**Microambientes imunológicos na boca**

A placa bacteriana na região cervical do dente e nas superfícies radiculares em indivíduos mais velhos está assim sujeita à influência de S-IgA, imunologlobulinas séricas, factores de complemento e PMNLs da fenda gengival. IgA, IgG, IgM e o terceiro componente do complemento podem ser detectados em extractos de placa e na fase aquosa livre da placa (fluido da placa) separada da fase sólida por centrifugação[26,27]. A placa nas fissuras e nas partes mais coronais das superfícies lisas dos dentes é provavelmente influenciada apenas por anticorpos salivares. Os PMNLs sobrevivem durante um período de tempo muito curto na saliva humana, embora nos macacos a sua sobrevivência possa ser mais prolongada e na fenda gengival possam persistir durante longos períodos. Podem ser detectados anticorpos ou bactérias orais, incluindo S. mutans, no soro e na saliva humanos. A fim de verificar estes anticorpos podem ou não desempenhar um papel na imunidade natural à cárie, foram efectuadas numerosas comparações entre a experiência de cárie e os níveis de imunoglobulina ou anticorpo específico, mas a consistência resultados de tais experiências não é aparente. Vários ensaios humanos de pequena escala em adultos mostraram que é possível aumentar os níveis de anticorpos S-IgA salivares contra estreptococos mutans e, em alguns casos, interferir com a colonização por estreptococos mutans[28,29]. Em comunidades onde os factores dietéticos conduzem a um desafio cariogénico fraco, os mecanismos imunitários naturais podem ser eficazes no controlo da cárie, mas falham face ao desafio excessivo apresentado dieta ocidental moderna. O objetivo dos que tentam desenvolver uma vacina para uso humano é estimular uma resposta reforçada e prolongada para fazer face a este desafio alimentar acrescido. A vacinação para prevenir a cárie no homem pode, portanto, ser mais difícil de alcançar, uma vez que o seu objetivo é estimular uma resposta maior do que a observada naturalmente.

**Vacinas contra a cárie e o seu papel na imunologia da cárie dentária**

As bactérias que passam através da boca para o estômago e intestino entram em contacto com tecido linfático especializado localizado nas placas de Peyer ao longo das paredes intestinais.

Certas células T (timo) e B (medula óssea) nas placas de Peyer tornam-se sensíveis a estes microrganismos. Estas células T e B sensibilizadas migram através dos linfáticos para a corrente sanguínea e acabam por se instalar nos tecidos glandulares, incluindo as glândulas salivares. Estas células sensibilizadas produzem IgA que são segregadas na saliva e que são capazes de aglutinar as bactérias orais, reduzir a aderência e facilitar a eliminação

**Mecanismo de ação da vacina contra a cárie**

Estudos in vitro mostraram que os anticorpos IgG têm um efeito inibitório na aderência, na glucosil-transferase e na produção de ácido. Assim, a IgG poderia inibir o estabelecimento e o metabolismo de S. mutans. Uma imunização parentérica adicional poderia favorecer o estabelecimento de microflora não cariogénica nos dentes, o que por sua vez poderia prevenir ou atrasar a colonização de S. mutans patogénico. [17,24] Em humanos, poucos autores apoiam o conceito de que a IgA poderia interferir com o estabelecimento de S. mutans e proteger contra a cárie. Foi relatado que, após a vacinação, estes microrganismos são mais rapidamente eliminados da cavidade oral de pessoas com maior atividade de anticorpos, em comparação com aquelas com menor atividade. Também os indivíduos com deficiência de IgA apresentam níveis mais elevados de cáries do que os controlos normais. O mecanismo de ação dos anticorpos IgA é muito certo. Descobriu-se que os anticorpos contra a IgA inibem a fixação do S. sanguis às células epiteliais[16,17]. Em estudos transversais de indivíduos selecionados para a deficiência de IgA, aqueles com níveis elevados de IgM na saliva tiveram uma experiência de cárie semelhante à dos controlos saudáveis. Isto indica um possível potencial protetor da IgM. As formas inespecíficas incluem o reforço do efeito antimicrobiano do mecanismo de defesa antimicrobiano inato na secreção dos mamíferos, por exemplo, os anticorpos IgA reforçaram notavelmente a ação antimicrobiana do sistema lactoperoxidase[24,27]. A alteração do potencial cariogénico também pode ser utilizada como um modo de ação da vacina. Os anticorpos podem afetar a cariogenicidade de S. mutans interferindo com a absorção de glucose e a produção de ácido. Assim, a lactato desidrogenase de S. mutans foi purificada a fim de testar o possível efeito enzima na proteção contra microrganismos produtores de ácido

## IMUNIDADE

1- **Patogénese estreptocócica** Na cavidade oral, a colonização ocorre através da ligação dos receptores pré-existentes do agente nos biofilmes. A fixação inicial ao dente ocorre através da ligação da proteína bacteriana à película dentária11 Uma vez que a cárie dentária preenche os critérios das doenças infecciosas, é necessária a sua prevenção12.

2- -Sistema de defesa do hospedeiro A maior parte da concentração de imunoglobulina na saliva é de IgA. No entanto, a saliva também contém outras imunoglobulinas do fluido sulcular gengival14 . Estas imunoglobulinas actuam como aglutininas específicas que interagem com receptores de superfície bacterianos. Existe uma produção direta de saliva pelo tecido linfoide associado ao intestino (GALT), no tecido linfoide, células T e B

2--Sistema **de defesa do hospedeiro** A maior parte da concentração de imunoglobulina na saliva é de IgA. A IgA proporciona uma defesa imunitária específica13 . No entanto, a saliva também contém outras imunoglobulinas do fluido sulcular gengival14 . Estas imunoglobulinas actuam como aglutininas específicas que interagem com receptores de superfície bacterianos. Há uma produção direta de saliva pelo tecido linfoide associado ao intestino (GALT). No tecido linfoide, são sintetizadas células T e B. A interação das células com a saliva desempenha um papel na modulação de IgA, IgG, IgH através da indução de Cd4 e Cd8 15 "a resposta imunitária e a memória imunológica são os fundamentos da vacinação e revacinação". [16,17].

HBD2 e 3) e a catelicidina/LI-37. As defensinas e a catelicidina formam gradientes que, em conjunto com outros mediadores quimiotácticos (por exemplo, quimiocinas), conduzem ao extravasamento de vários tipos de leucócitos para o local da infeção, a fim de vencer os agentes patogénicos invasores.

**Hiperatividade imunitária**

–alergia

–autoimunidade

**Sistema imunitário normal**

–não-reatividade específica ao "eu

–reatividade específica ao "não-eu

**Hipoactividade imunitária**

–imunodeficiência

– infecções

– cancros

**Fagocitose**

A fagocitose é um processo pelo qual as células fagocíticas ingerem material particulado extracelular, incluindo microrganismos patogénicos inteiros. Se as defesas mecânicas forem violadas, as células fagocíticas tornam-se a barreira seguinte. Estas incluem os leucócitos polimorfonucleares **(polimorfos)** e **os macrófagos.** Os primeiros são células circulantes de curta duração, que podem invadir os tecidos, enquanto os segundos são a fase madura, residente nos tecidos, dos **monócitos** circulantes.

Os macrófagos encontram-se em zonas de filtração do sangue onde é mais provável encontrarem partículas estranhas, por exemplo, sinusóides hepáticos, mesângio renal, alvéolos, gânglios linfáticos e baço. Os fagócitos ligam-se aos microrganismos através de receptores de "ameaça" não específicos da membrana celular, após o que os pseudópodes se estendem à volta da partícula e a internalizam num fagossoma. As vesículas lisossomais que contêm enzimas proteolíticas fundem-se com o fagossoma e são gerados radicais de oxigénio e de azoto que matam o micróbio. Os fagócitos têm várias formas de lidar com o material fagocitado. Por exemplo, os macrófagos reduzem o oxigénio molecular para formar intermediários de oxigénio reactivos a microbicidas que são segregados no fagossoma.

**Padrões moleculares associados a agentes patogénicos, receptores de reconhecimento de padrões e receptores do tipo Toll**

Ao contrário da imunidade adaptativa, a imunidade inata não reconhece todos os antigénios possíveis. As células envolvidas nas respostas imunes inatas, como os fagócitos (neutrófilos, monócitos, macrófagos) e as células que libertam mediadores inflamatórios (basófilos, mastócitos e eosinófilos), foram concebidas para reconhecer apenas algumas estruturas altamente conservadas presentes em muitos microrganismos diferentes. Estas células reconhecem estruturas microbianas denominadas **padrões moleculares associados a agentes patogénicos** (PAMPs) para ativar a resposta imunitária inata. Os PAMPs são componentes moleculares comuns a uma variedade de microrganismos mas que não se encontram nas células eucarióticas e incluem

• lipopolissacárido (LPS) da parede celular das células Gram-negativas

• peptidoglicano, ácidos lipotecóicos da parede celular dos Grampositivos

• 3 - Componentes antigénicos do S.mutans como activadores da resposta imunitária: Vários componentes antigénicos contra os quais são produzidas respostas imunitárias são as adesinas, as glucosiltranferases e as proteínas de ligação ao glucano.18 a) As adesinas formam dois dos principais agentes patogénicos humanos do S. mutans (identificados de várias formas como antigénio I/II, Pac ou Pi). Os anticorpos que são dirigidos à molécula AgI/II bloqueiam a aderência do S. mutans à saliva revestida de hidrogénio.b) GTF Uma enzima que cliva a ligação entre a glucose e a frutose na sacarose e, em seguida, a glucose activada é adicionada ao polímero de glucano, o que produz uma resposta imunitária mais direcionada. c) GBP Estas proteínas estão presentes na superfície dos estreptococos mutans e actuam como células receptoras para a agregação mediada pelo glucano. Foi demonstrado que a GbpB induz uma resposta imunitária protetora entre os seus três tipos21 d) Dextranases Uma enzima produzida por S. mutans, quando utilizada como antigénio, previne a colonização de organismos na placa dentária inicial.22 Outras realizações da imunidade são a concentração da resposta imunitária em elementos funcionais suspeitos destes componentes, utilizando péptidos sintéticos ou ADN recombinante que traduzem domínios funcionais completos.18, 19 Outra abordagem, juntamente com o caso de outros microrganismos, é a da BASF, em que a flora de lactobacilos é programada contra a cárie e impede a ligação do S. mutans ao esmalte 21 A terapia com fagos também é utilizada para controlar a carga bacteriana oral23

• manose (comum nos glicolípidos e glicoproteínas microbianos, mas rara nos seres humanos)
• ADN bacteriano
• N-formilmetionina presente nas proteínas bacterianas
• ARN de cadeia dupla de vírus
• glucanos das paredes celulares dos fungos.

Isto promove a ligação dos micróbios aos fagócitos e a sua subsequente ingestão e destruição. A maior parte das células de defesa (macrófagos, células dendríticas, células endoteliais, células epiteliais das mucosas, linfócitos) têm à sua superfície uma variedade de receptores denominados **receptores de reconhecimento de padrões**
(PRRs) capazes de se ligarem especificamente a partes conservadas dos PAMPs para que haja uma resposta imediata contra os micróbios invasores. Estes receptores permitem que os fagócitos se liguem aos micróbios para que estes possam ser engolidos e destruídos pelos lisossomas.

Existem duas classes de PRRs funcionalmente diferentes:

• PRRs endocíticos (receptores de manose, receptores de scavenger, receptores de opsonina e receptores de N-formil Met)

• PRRs de sinalização.

Os PRR de sinalização ligam-se a várias moléculas microbianas, como a flagelina, a pilina, os glicolípidos, o zymosan dos fungos e o ARN de cadeia dupla viral. Uma das principais classes de PRRs de sinalização é **Receptores do tipo Toll** (TLRs), assim designados devido à sua semelhança com a proteína codificada pelo gene Toll identificado em Drosophila melanogaster.

A ligação dos PAMPs aos PRRs de sinalização promove a síntese e a secreção de moléculas reguladoras, como as citocinas, que são cruciais para iniciar a imunidade inata. Vários tipos de TLRs ligam diferentes PAMPs e iniciam diferentes tipos de respostas imunes inatas. Os PAMPs também podem ser reconhecidos por uma série de PRRs solúveis no sangue que funcionam como opsoninas e iniciam a via do complemento.

**Células assassinas naturais**

As células assassinas naturais (NK) são linfócitos não fagocíticos que representam até 15% dos linfócitos do sangue e têm um papel especial na eliminação de células infectadas por vírus e de células malignas. Estas células possuem dois tipos de receptores com acções opostas: receptores de antigénios capazes de reconhecer moléculas específicas nas células-alvo, através dos quais são transmitidos sinais **de ativação**, e receptores que reconhecem antigénios próprios do complexo principal de histocompatibilidade I (MHC I) (ver abaixo), através dos quais são transmitidos sinais de inativação. A ativação das células NK só pode ocorrer quando não existe um sinal de **inativação**, pelo que as células infectadas por vírus e as células tumorais com antigénios MHC I desregulados são susceptíveis à citotoxicidade das NK, mas as células normais com MHC I positivo estão protegidas. O mecanismo de destruição é ativado por **citocinas** libertadas por células infectadas por vírus, células dos tecidos, linfócitos e pelas próprias células NK. As células NK são também importantes na resposta imunitária adaptativa, sendo as células efectoras que matam os microrganismos revestidos por anticorpos.

**Proteínas da fase aguda**

As proteínas da fase aguda são proteínas séricas produzidas fígado em resposta a infecções que danificam os tecidos e a outros estímulos inflamatórios, como as citocinas (por exemplo, interleucinas-1 e -6). Embora o papel fisiológico proteínas de fase aguda não seja totalmente compreendido, foi reconhecido que aumentam a eficiência da imunidade inata. As proteínas positivas da fase aguda aumentam a concentração plasmática na resposta da fase aguda para inibir ou matar micróbios através da opsonização, coagulação, atividade antiprotease e/ou ativação do complemento. As proteínas negativas da fase aguda, incluindo a albumina sérica humana e a transferrina, têm a sua concentração reduzida na resposta da fase aguda e actuam para limitar a inflamação. Em conjunto, as proteínas da fase aguda proporcionam uma defesa imediata e permitem que o organismo reconheça e reaja a substâncias estranhas antes de uma ativação mais extensa da resposta imunitária. A concentração das seguintes proteínas positivas da fase aguda nos fluidos corporais aumenta rapidamente durante a lesão ou infeção dos tecidos :

• **A proteína C-reactiva** funciona como um PRR solúvel e pode ligar-se a bactérias para promover a sua remoção por fagocitose. É uma das principais proteínas da fase aguda, assim designada por se ligar ao componente polissacárido C- da parede celular de uma variedade de bactérias e fungos. Esta ligação ativa o sistema clássico do complemento, resultando numa maior eliminação do agente patogénico.

• **A α1-Antitripsina** neutraliza as proteases libertadas por bactérias, leucócitos polimorfonucleares activados ou tecidos danificados para limitar os danos causados por uma atividade enzimática excessiva.

• **A proteína de ligação à manose** funciona como um PRR solúvel e ativa a via do complemento da lectina para promover a inflamação e atrair fagócitos.

**Interferão**

O interferão, produzido por células infectadas por vírus, compreende um grupo de citocinas que medeiam a imunidade inata e inclui as que protegem contra a infeção viral e as que iniciam reacções inflamatórias que protegem contra agentes patogénicos bacterianos.

**Complemento**

O sistema do complemento está muito envolvido resposta inflamatória e é um dos principais mecanismos efectores do sistema imunitário. É constituído por pelo menos 30 componentes – enzimas, reguladores e receptores membranares - que interagem de forma ordenada e rigorosamente regulada para provocar a fagocitose ou a lise das células-alvo.

Os componentes do complemento estão normalmente presentes nos fluidos corporais como precursores inactivos. A **via alternativa** de ativação do complemento pode ser estimulada diretamente por microrganismos e é importante nas fases iniciais da infeção, antes da produção de anticorpos. Faz parte do sistema imunitário inato. A **via clássica** requer anticorpos, que podem demorar semanas a desenvolver-se. Ambas as vias podem conduzir à via lítica ou de ataque à membrana. No da ativação do complemento, são produzidos numerosos produtos de divisão dos componentes do complemento, com efeitos biológicos importantes.

### Ativação alternativa

O fator de complemento C3 é o componente central tanto da via clássica como da via alternativa.

Os produtos da ativação do C3, o C3b e o C3b inactivado (iC3b) ligam-se aos microrganismos e são reconhecidos pelos receptores do complemento (CRs) nos fagócitos. Se algumas moléculas de C3b se ligarem à superfície de uma célula hospedeira normal, podem então ligar-se ao componente seguinte da sequência, o fator B. O fator D (o único fator do complemento presente nos fluidos corporais como enzima ativa) separa-se num pequeno fragmento, Ba, deixando uma C3 convertase ativa, C3bBb, na superfície da célula. No entanto, a célula hospedeira normal é capaz de dissociar e inativar ativamente o C3bBb. Isto é conseguido através da ação concertada das proteínas reguladoras fator de aceleração da decomposição (DAF), proteína cofactora da membrana (MCP), β1H globulina (fator H), CR1 e fator I. As superfícies activadoras são aquelas que inibem as proteínas reguladoras, permitindo que o C3bBb permaneça intacto. Por exemplo, as endotoxinas bacterianas e os LPSs inibem o fator H. A enzima C3bBb converte o C3 em C3a e C3b. Este último é incorporado, juntamente com a properdina (fator P), para formar PC3bBbC3b. Trata-se de uma enzima estável cujos substratos são C3 e C5. Amplifica a produção de C3b e ativa a via de ataque à membrana.

### Ativação clássica

A via clássica de ativação do complemento é iniciada principalmente por complexos de antigénio com anticorpo. Os anticorpos das classes de imunoglobulina (Ig) IgG1, IgG2, IgG3 e IgM, mas não IgG4, IgA, IgD ou IgE, podem ativar a via clássica. O primeiro componente da via clássica, C1, é de facto um complexo de C1q, C1r e C1s. Este complexo pode ligar-se muito fracamente à IgG monomérica, mas quando a IgG se complexa com o antigénio de tal forma que as moléculas de IgG adjacentes estão próximas umas das outras, o C1q liga-se firmemente entre as duas moléculas. O complexo C1 pode ligar-se fortemente a uma única molécula de IgM pentamérica, mas só depois de a conformação desta última ter sido alterada pela ligação ao antigénio. O C1 ativado reage com C4 e C2 da fase fluida, separando pequenos péptidos C4a e C2a. O C4b2b resultante é depositado numa superfície e desempenha uma função semelhante à do C3bBb via alternativa: pode converter C3 em C3a e C3b, e estes últimos podem opsonizar partículas para fagocitose ou ligar-se ao C4b2b. O C4b2b3b ligado à célula é mais estável do que o C4b2b, estando de certa forma protegido das proteínas reguladoras DAF e da proteína de ligação ao C4. Tal como o PC3bBbC3b, ativa a via de ataque à membrana.

**Ataque da membrana**

Os péptidos Bb e C2b, ligados aos respectivos complexos enzimáticos da via alternativa (PC3bBbC3b) e da via clássica (C4b2b3b), iniciam o ataque à membrana através da separação de um pequeno péptido, C5a, de C5 para formar C5b. Esta molécula liga-se a C6 e C7. O C5b67 ligado à célula actua como um modelo para a ligação de uma molécula de C8 e até 18 moléculas de C9. As células normais do organismo estão em grande parte protegidas da lise de terceiros pelo fator de restrição homólogo (HRF), que intercepta o C8 e o C9 antes de estes se poderem reunir adequadamente no complexo de ataque à membrana (MAC). O MAC, com um peso molecular de 1-2× 106, forma canais transmembranares, que permitem o influxo osmótico, de modo a que a célula alvo inche e rebente.

**Efeitos biológicos da ativação do complemento**

Provavelmente, a função mais importante do sistema do complemento é **opsonizar** os complexos antigénio-anticorpo (imunes), os microrganismos e os resíduos celulares para fagocitose. Isto é conseguido através da deposição de C3b e iC3b na partícula. Os fagócitos ligam-se à partícula através de CR1, CR3 e CR4. Além disso, o CR1 encontra-se nos eritrócitos, que podem ligar complexos imunitários revestidos com C3b e transportá-los para o baço ou para o fígado para serem digeridos pelos macrófagos.

Os péptidos C3a, C4a e C5a são **anafilatoxinas** que provocam a desgranulação dos mastócitos e a contração dos músculos lisos.

Aumentam a permeabilidade vascular, o que permite a entrada de células e fluidos nos tecidos a partir da circulação. São reguladas pelo inactivador de anafilatoxinas, que separa a arginina C-terminal de modo a que a ligação aos receptores celulares deixe de ocorrer.

Outras propriedades importantes do C5a são:

• induzir **a aderência** dos fagócitos sanguíneos ao endotélio dos vasos, após o que são capazes de migrar para os tecidos

• **regulação positiva de** CR1, CR3 e CR4

• atrair os fagócitos (**quimiotaxia**) para o local de ativação do complemento.

Certos microrganismos, nomeadamente as bactérias Gram-negativas, podem ser lisados diretamente pelo MAC. As bactérias Gram-positivas, no entanto, estão protegidas pelas suas espessas paredes celulares de peptidoglicano.

**O sistema imunitário adaptativo**

Os mecanismos de defesa da imunidade adaptativa podem reconhecer especificamente e eliminar seletivamente os agentes patogénicos e as macromoléculas estranhas. Em contraste com a imunidade inata, as respostas imunitárias adaptativas são reacções a desafios antigénicos específicos e apresentam quatro caraterísticas fundamentais: **especificidade, diversidade, memória imunológica e discriminação do próprio e do não próprio.**

As respostas imunitárias adaptativas são específicas para antigénios distintos. Esta especificidade única existe porque os linfócitos B e T expressam receptores de membrana que reconhecem especificamente diferentes antigénios. É importante notar que a imunidade adaptativa não depende da imunidade inata. Através de interações delicadamente moduladas, os dois tipos de mecanismos de defesa funcionam em sinergia para produzir uma imunidade mais eficaz.

**Células do sistema imunitário**

Todas as células do sistema imunitário são derivadas de **células estaminais hematopoiéticas** auto-regeneradoras presentes na medula óssea e no fígado fetal. Estas diferenciam-se ao longo da via **mieloide** ou da via **linfoide**. As células precursoras mielóides dão origem a mastócitos, eritrócitos, plaquetas, células dendríticas, polimorfos (eosinófilos, , neutrófilos) e fagócitos mononucleares (monócitos no sangue, macrófagos nos tecidos). A diferenciação dos precursores linfóides dá origem aos linfócitos T (dependentes do timo), aos linfócitos B (derivados da medula óssea) e aos linfócitos NK.

Durante a vida pós-natal, a génese das células B tem lugar na medula óssea. Cada célula B recém-formada expressa um único recetor de células B (BCR) na sua membrana para ligação a antigénios.

Embora os linfócitos T também surjam medula óssea, migram para o timo para amadurecer. Durante a sua maturação, o linfócito T exprime na sua membrana uma molécula específica de ligação ao antigénio, conhecida como recetor de células T (TCR). Os linfócitos B são responsáveis pela secreção de anticorpos Ig e podem também funcionar como **células apresentadoras de antigénios** (APCs) altamente eficientes para os linfócitos T.

Estes últimos dividem-se em dois grandes subconjuntos:

**Células T-helper**, que normalmente possuem o marcador "cluster of differentiation" CD4, e **células T-citotóxicas**, que normalmente possuem CD8. As células T-helper são necessárias para ativar a função efectora das células B, de outras células T, das células NK e dos macrófagos. Fazem-no através de

transmitindo sinais através de interações de contacto célula a célula e/ou através de factores solúveis semelhantes a hormonas, denominados **linfocinas**. As células T-citotóxicas matam as células-alvo, tais como as células do hospedeiro infectadas com vírus

células. Outra propriedade funcional de alguns linfócitos T é a de desregular as respostas imunitárias. Estas células **T-supressoras** são normalmente CD8-positivas. As células dendríticas e os monócitos/macrófagos desempenham papéis fundamentais no sistema imunitário como APCs.

**Os órgãos linfóides**

**Os principais** locais de produção de linfócitos são a **medula óssea** e **o timo**. Os linfócitos imaturos produzidos a partir de células estaminais na medula óssea podem continuar o seu desenvolvimento na medula óssea (linfócitos B, células NK) ou migrar para o timo e desenvolver-se em linfócitos T. A "educação" nos órgãos linfóides primários assegura que os linfócitos emergentes possam distinguir o que é próprio do que não é próprio. Migram através dos sistemas sanguíneo e linfático para os **órgãos linfóides secundários** - baço, gânglios linfáticos e tecido linfoide associado à mucosa (MALT) dos tratos alimentar, respiratório e urogenital.

Aqui, os linfócitos encontram antigénios estranhos e tornam-se células efectoras activadas da resposta imunitária. O baço actua como um filtro para o sangue e é o principal local de eliminação de partículas opsonizadas. É um local importante para a produção de anticorpos contra antigénios intravenosos. Os gânglios linfáticos formam uma rede de filtros estrategicamente colocados, que drenam os fluidos dos tecidos e concentram o antigénio estranho nas APCs e, subsequentemente, nos linfócitos.

O baço e os gânglios linfáticos são órgãos encapsulados, enquanto o MALT são agregados dispersos não encapsulados de células linfóides posicionados para proteger as principais passagens pelas quais os microrganismos entram no corpo. **O tecido linfoide associado ao intestino** (GALT) inclui as placas de Peyer do íleo inferior, acumulações de tecido linfoide lâmina própria da parede intestinal e as amígdalas. As células linfóides maduras circulam continuamente entre o sangue, a linfa, os órgãos linfóides e os tecidos até encontrarem um antigénio que as ativa.

## Reconhecimento de antigénios

Os linfócitos T e B são responsáveis pela **especificidade** da resposta imunitária. Têm receptores de superfície celular cujo objetivo é reconhecer antigénios estranhos. Normalmente, cada recetor liga-se apenas a um único antigénio, embora possa haver um certo grau de **reatividade cruzada** com outros antigénios de estrutura muito semelhante. Uma vez que todos os receptores de antigénios de um determinado linfócito são idênticos, cada célula B ou T pode normalmente reconhecer apenas um antigénio. Uma única célula, ao encontrar o seu antigénio específico, tem de proliferar para formar um clone de células idênticas capazes de lidar com o antigénio agressor (seleção clonal). O TCR reconhece péptidos lineares ligados a moléculas MHC na superfície das APCs. O BCR liga-se diretamente a determinantes antigénicos frequentemente não lineares (epítopos) e não necessita da apresentação do MHC.

## Complexo de histocompatibilidade principal

Nos seres humanos, os produtos dos loci genéticos MHC altamente polimórficos no cromossoma 6 são conhecidos como antigénios do locus de histocompatibilidade (HLAs). A sua função é ligar APC processados

peptídeos antigénicos curtos e apresentá-los na superfície da APC às células T. O fenótipo HLA é responsável pela rejeição de transplantes de tecidos quando o recetor e o dador não são compatíveis com o HLA. Existem duas classes de moléculas HLA:

1. Os HLA-A, -B e -C (classe I) encontram-se em todas as células nucleadas do corpo.

2. As moléculas HLA-DQ, -DR e -DP (classe II) encontram-se normalmente apenas em monócitos/macrófagos, células B, células dendríticas (ou seja, APCs), algumas células epiteliais e células T activadas.

Um antigénio HLA-A, -B, -C, -DQ, -DR e -DP é herdado de cada progenitor, pelo que cada indivíduo expressa até seis antigénios de classe I e seis de classe II. Cada molécula HLA pode ligar-se a um grande número de péptidos antigénicos diferentes. No entanto, o complemento de antigénios HLA que um indivíduo possui determinará a gama de péptidos antigénicos que podem ser apresentados pelas APCs. As moléculas de classe I apresentam péptidos aos linfócitos T CD8+, enquanto as células T CD4+ estão limitadas ao MHC de classe II.

**O TCR e a geração de diversidade de células T**

O TCR é uma estrutura de duas cadeias que inclui polipéptidos derivados dos genes TCR α e TCR β. Menos frequentemente, um subconjunto de células T utiliza o TCR γ e o TCR δ. Cada cadeia é constituída por uma região variável (V) e uma região constante (C). As duas regiões V adjacentes entram em contacto com péptidos antigénicos e com o MHC de apresentação. O modelo genético para a é criado através da junção de um dos muitos genes Vα com um dos mais de 40 genes J (junção) α e um único gene C. O modelo β é criado de forma semelhante, juntando um dos muitos Vβs, um dos dois D (diversidade) βs, um dos 2 Jβs e um dos dois genes Cβ. O número de diferentes regiões αβ V que podem ser criadas é elevado, e o repertório é ainda aumentado pela adição aleatória de pequenos números de nucleótidos independentes do modelo.

**O BCR, geração de diversidade de células B e seleção de isótipos**

O BCR é uma forma de anticorpo Ig ligada à membrana celular e reconhece a mesma especificidade antigénica que anticorpo que acabará por ser segregado pela célula B. É uma estrutura de quatro cadeias que compreende duas cadeias pesadas (H) idênticas, que ancoram o recetor na membrana plasmática, e duas cadeias leves (L) idênticas. Trata-se de uma estrutura de quatro cadeias, composta por duas cadeias pesadas (H) idênticas, que ancoram o recetor na membrana plasmática, e duas cadeias leves (L) idênticas. A molécula inteira projecta-se para fora da superfície da célula B em forma de Y. Tal como as cadeias TCR, cada cadeia H e L é constituída por regiões V e C. O local de ligação ao antigénio é criado pela justaposição das regiões V de uma cadeia H e de uma cadeia L, existindo dois locais deste tipo por BCR. O modelo genético da região VL é criado pelo rearranjo dos genes V e J, enquanto a cadeia VH é derivada da recombinação dos genes V, D e J. A diversidade adicional é criada por adições de n-regiões. Além disso, podem ser introduzidas mutações pontuais nos genes V após estimulação antigénica, que tendem a aumentar a força de ligação de um anticorpo ou BCR ao seu antigénio.

Existem nove genes CH no cromossoma 14q32 dispostos pela ordem 5′-μ-δ-γ3-γ1-α1-γ2-γ4-. A classe, ou **isótipo**, de Ig depende do gene CH que é utilizado: μ dá IgM, δ IgD, γ3 IgG3, α1 IgA1, ε IgE. As células B imaturas utilizam apenas μ e expressam IgM, enquanto as células B maduras mas não estimuladas expressam IgM e IgD. Após estimulação por antigénio, as células B podem eliminar genes 5′, por exemplo, μ, δ, γ3, e exprimir o gene CH mais próximo de 5′, neste caso γ1 (IgG1). A mudança para genes CH específicos está em grande parte sob o controlo das células T reguladoras.

**Eliminação das reactividades anti-self**

A utilização aleatória de todas combinações possíveis de genes TCR e BCR V resultaria grande fração do repertório dirigida contra o próprio organismo. Esta fração do repertório deve ser eliminada para evitar danos imunitários no organismo. Isto é conseguido em grande parte durante o desenvolvimento embrionário tardio e neonatal precoce. Após a sementeira dos órgãos linfóides primários por precursores linfóides, ocorre a diferenciação ao longo de vias de desenvolvimento definidas, acompanhada de uma rápida proliferação celular e também de uma perda maciça de células devido à depleção das reactividades anti-self.

**Diferenciação das células T**

Os timócitos mais imaturos são TCR-CD3-CD4-CD8-. Estes começam por se diferenciar em TCR-CD3-CD4+CD8+ e, em seguida, reorganizam os genes TCR αβ ou TCR γδ e expressam CD3; os TCR+CD3+CD4+CD8+ são então selecionados para a reatividade ao MHC. Os timócitos com TCRs que se ligam **fracamente** a antigénios MHC em células epiteliais corticais tímicas ou estromais podem sobreviver (**seleção positiva**); os que não têm reatividade MHC morrem "por negligência". Os timócitos com forte reatividade ao MHC próprio+ peptídeos próprios (terá havido pouca exposição a peptídeos estranhos no útero) expressos nas células dendríticas medulares e nos macrófagos são sinalizados para sofrerem **morte celular programada (PCD) por apoptose (seleção negativa)**.

Se a fraca reatividade com o MHC que resulta na seleção positiva for contra o MHC de classe I, a célula T, quando estiver completamente madura, só responderá a péptidos apresentados na classe I. Deixará de expressar CD4 mas continuará a expressar CD8, que por sua vez tem a capacidade de se ligar a um sítio monomórfico no MHC I e funciona como um importante coreceptor para reforçar

adesão entre a célula T e a APC. A célula T madura será TCR+CD3+CD4+CD8+ e funcionará como uma célula T-citotóxica ou T-supressora. Em alternativa, a seleção no MHC II produzirá células T auxiliares restritas à classe II com TCR+CD3+CD4+CD8+. O CD4 reforça a adesão entre a célula T e a APC ligando-se ao MHC II. Menos de 10% dos timócitos sobrevivem ao processo de seleção. Os sobrevivem têm a capacidade de se ligarem fracamente ao MHC das APCs e o potencial de se ligarem fortemente ao MHC + peptídeos não próprios, deixando o timo e entrando na circulação.

**Diferenciação das células B**

O processo de desenvolvimento das células B na medula óssea ocorre através de rearranjos progressivos dos segmentos V, D e J dos loci dos genes das cadeias H e L de Ig. Durante a génese precoce das células B, o rearranjo produtivo do gene da cadeia IgH leva à formação do recetor de células pré-B (pré-BCR). O pré-BCR, transitoriamente expresso pelas células B precursoras em desenvolvimento, inclui a cadeia Ig γH, as cadeias leves substitutas (SL) VpreB e δ5, bem como o heterodímero indutor de sinal Igα/Igβ. A sinalização através do pré-BCR regula a exclusão alélica no locus da Ig H, estimula a proliferação celular e induz as células pré-B que sofrem ainda o rearranjo dos genes da cadeia IgL. Uma vez produzidas as cadeias H e L, um BCR completo, constituído por IgM mais Igα e Igδ, será expresso superfície das células B imaturas.

Nesta fase, os genes V do BCR estão em **configuração de linha germinal**, ou seja, não incorporaram quaisquer mutações pontuais. Os produtos dos genes V da linha germinal têm geralmente baixa afinidade para o antigénio e podem ligar-se fracamente a vários antigénios diferentes (polireactividade). A fraca ligação ao antigénio e a receção de sinais das células T-helper induzem a proliferação de células B de baixa afinidade. As mutações pontuais do gene V introduzidas na divisão celular alteram a força de ligação ao antigénio, com retenção de células B com BCRs de maior afinidade (maturação por afinidade). A necessidade de suprimir os BCRs anti-self é provavelmente menor do que a necessidade de suprimir os TCRs anti-self, uma vez que as células B necessitam de ajuda das células T para produzir anticorpos de alta afinidade, e a supressão das células T-helper anti-self deve ser suficiente para impedir a ativação das células B anti-self. Além disso, é desejável ter auto-anticorpos de baixa afinidade capazes de opsonizar produtos de degradação dos tecidos para serem eliminados pelos fagócitos, o que asseguraria a remoção de antigénios de tecidos previamente sequestrados antes de poderem ativar células T.

**Tolerância periférica**

A eliminação tímica de células T com TCRs auto-reactivos é, sem dúvida, o mecanismo mais importante para garantir a não reatividade ao próprio. No entanto, nem todos os antigénios próprios estão representados no timo, pelo que também é necessária a indução de tolerância extratímica. É mais provável que as células T auto-reactivas encontrem péptidos próprios extratímicos em células epiteliais do que em APCs profissionais. O sinal de ativação através do TCR não será, portanto, seguido pelos sinais co-estimulatórios necessários para uma ativação completa. Esta interação pode resultar na apoptose da célula T ou na sua anergia, ou seja, a célula sobrevive mas num estado não reativo, frequentemente com uma expressão diminuída do TCR, CD3 e CD4/CD8. As células T reguladoras podem suprimir as respostas das células T activadas, que são necessárias para regular as reacções anti-self quando a indução de tolerância tímica ou periférica falha. Embora o seu mecanismo de ação não seja totalmente compreendido, as células T reguladoras parecem funcionar principalmente através da produção de citocinas imunossupressoras e da inibição das células T auxiliares.

**Mecanismos imunitários inatos**

A imunidade inata engloba todos os mecanismos de defesa não específicos dos antigénios com que cada pessoa nasce e é a resposta inicial utilizada para eliminar os micróbios ou impedir sua entrada no organismo. Inclui:

- barreiras anatómicas
- remoção mecânica
- produtos químicos de defesa não específicos do antigénio
- antagonismo microbiano
- células de defesa e sua ativação
- fagocitose
- tipo IV - reacções auto-imunes mediadas por células, que envolvem a destruição de um tipo específico de células por células T (por exemplo, diabetes mellitus dependente de insulina, em que as células secretoras de insulina do pâncreas são destruídas por células T).

**Mecanismos imunitários inatos**

A imunidade inata engloba todos mecanismos de defesa não específicos dos antigénios com que cada pessoa nasce e é a resposta inicial utilizada para eliminar os micróbios ou impedir a sua entrada no organismo.

Isto inclui:

• barreiras anatómicas

• remoção mecânica

• produtos químicos de defesa não específicos do antigénio

• antagonismo microbiano

• células de defesa e sua ativação

• fagocitose

• inflamação

• febre

• a resposta em fase aguda

• complemento.

**O epitélio da mucosa oral**

A mucosa oral é uma **barreira** anatómica que impede a entrada de micróbios potencialmente nocivos.

A saúde oral depende da integridade da barreira mucosa, que também proporciona uma

**habitat** para a flora oral normal. A descamação contínua do epitélio da mucosa oral remove continuamente os micróbios que colonizam a mucosa, o que minimiza a biomassa microbiana na cavidade oral. A colonização estável requer, portanto, um processo contínuo de fixação microbiana, crescimento e reinserção em células epiteliais expostas, ou crescimento de micróbios na saliva a uma taxa que excede o fluxo salivar ou a taxa de diluição. Quando a mucosa oral está comprometida (por exemplo, durante a quimioterapia), desenvolvem-se frequentemente infecções. Os constituintes mucosa oral que impedem a penetração de micróbios nos tecidos mais profundos incluem a saliva, a queratina em algumas áreas da boca (na gengiva livre e aderente, no palato duro, em áreas dorso da língua), uma camada granular, que descarrega grânulos de revestimento da membrana, e uma membrana basal que proporciona uma função de barreira para a exclusão imunitária.

As células da mucosa oral também expressam TLRs para vigilância imunitária. Os fagócitos profissionais residentes, bem como as células circulantes da vasculatura no epitélio da mucosa oral, permitem a defesa inata. A evidência de um estilo de vida intracelular de alguns agentes patogénicos periodontais, incluindo Aggregatibacter actinomycetemcomitans e Porphyromonas gingivalis, no interior das células epiteliais bucais sugere que as células hospedeiras podem ser utilizadas como um nicho protetor por alguns micróbios para evitar as defesas extracelulares, tais como anticorpos, fagócitos e componentes antimicrobianos salivares, bem como antibióticos.

**Substâncias químicas de defesa não específicas do antigénio nas secreções orais**

Várias substâncias químicas de defesa não específicas do antigénio promovem a defesa imunitária inata na cavidade oral. Estas incluem a calprotectina, as defensinas, a saliva (e a película de esmalte), o fluido crevicular gengival (GCF) e as mucinas. Os mediadores não celulares da defesa antimicrobiana ajudam a proteger a mucosa oral através de potentes actividades antibacterianas, antivirais e antifúngicas, que podem afetar os micróbios orais de várias formas:

• podem agregar ou aglutinar micróbios,

• podem promover ou inibir a adesão microbiana,

• podem matar diretamente ou inibir o crescimento de micróbios, e/ou

• podem contribuir para a nutrição microbiana.

• **A calprotectina** é um péptido antimicrobiano quelante de cálcio e zinco produzido por células epiteliais orais não queratinizadas. A atividade quelante da calprotectina tem um efeito antimicrobiano, uma vez que priva os micróbios de divalentes essenciais. A calprotectina está presente em neutrófilos, monócitos, macrófagos e, provavelmente, no GCF.

• **As defensinas**, pelo contrário, são uma classe de péptidos catiónicos formadores de poros que se inserem na bicamada fosfolipídica das membranas bacterianas, causando instabilidade osmótica e lise celular. As defensinas são divididas em α- e β-defensinas de acordo com o seu padrão de ligações dissulfureto e espaçamento entre cisteínas. As defensinas na saliva são também activas contra fungos e vírus envelopados; provocam a desgranulação dos mastócitos; e são quimiotácticas para neutrófilos, células dendríticas e células T de memória. As células eucarióticas resistem ação lítica das defensinas devido ao menor teor de fosfolípidos nas membranas destas células. Formação de defensinas que atravessam a membrana celular estruturas anelares por péptidos catiónicos é comparável à natureza do MAC da cascata do complemento.

• **As catelicidinas** são uma família de polipéptidos antimicrobianos que se encontram nos lisossomas dos macrófagos e dos neutrófilos e que proporcionam uma defesa imunitária inata contra as bactérias.

• **A saliva** contém secreções das glândulas salivares maiores e menores, células epiteliais esfoliadas, micróbios orais e FGC. As acções antimicrobianas da saliva são múltiplas: o fluxo salivar combinado com a deglutição contínua que limpa a boca remove os detritos e os micróbios não fixados; a saliva também repõe os fluidos na cavidade oral, o que dilui e elimina os micróbios e o ácido da placa bacteriana; e a saliva contém neutrófilos, bem como vários antigénios - químicos de defesa não específicos que matam os micróbios. Estas incluem IgA secretora, IgA, IgG (e por vezes IgM), lisozima, peroxidases, lactoferrina e cromogranina A (uma proteína antifúngica). Estas substâncias químicas são sintetizadas pelas glândulas salivares, pelo epitélio oral e pelos leucócitos no crepúsculo/bolsa gengival, ou são derivadas do plasma através FGC. Os níveis saturados de cálcio e fósforo na saliva, juntamente com o flúor, ajudam a remineralizar as lesões de manchas brancas e as moléculas salivares carregadas negativamente, que têm uma elevada afinidade com a superfície dentária, e inibem a precipitação de sais de fosfato de cálcio.

• A película persistente de saliva que reveste os dentes e o epitélio oral como a película salivar (esmalte) também ajuda a manter um equilíbrio entre a desmineralização e a remineralização dos dentes. A película inclui muitos dos químicos de defesa encontrados na saliva

bem como proteínas ricas em prolina, albumina, histatinas, cistatinas, estaterina, mucinas, amilase e componente C3 do complemento. Estes podem servir como receptores para bactérias que aderem à superfície do dente; no entanto, a fixação selectiva da flora oral residente normal inofensiva provavelmente restringe a fixação de potenciais agentes patogénicos. Em condições de baixo fluxo salivar, por exemplo

Na síndrome de Sjögren, os indivíduos são mais susceptíveis à colonização por potenciais agentes patogénicos e as cáries graves são um resultado frequente de uma função protetora salivar deficiente.

• **A lisozima** presente na saliva e derivada das glândulas salivares e do FGC é semelhante à lisozima encontrada noutros fluidos corporais, na medida em que é bactericida devido à atividade da muramidase, ou seja, divide a ligação β-1,4 glucosídica entre o NAG (N-acetil glucosamina) e o NAM (N-acetil ácido murâmico) no peptidoglicano das paredes celulares bacterianas, causando lise osmótica. Muitos micróbios orais são resistentes à ação da muramidase, mas a lisozima tem também outros efeitos: ativa enzimas bacterianas endógenas (autolisinas) na parede celular que podem matar as bactérias,

A lisozima agrega bactérias orais para facilitar a sua remoção e contém sequências anfipáticas no terminal C que têm propriedades antimicrobianas. A lisozima também entra em sinergia com outros produtos químicos de defesa, incluindo a lactoferrina e a peroxidase, para um efeito antimicrobiano.

• **A atividade da peroxidase** na saliva inclui as peroxidases das glândulas salivares, bem como a mieloperoxidase dos neutrófilos e a peroxidase dos eosinófilos. Estas catalisam a peroxidação do tiocianato e dos halogenetos pelo peróxido de hidrogénio (proveniente do metabolismo aeróbico da glicose pela flora oral normal), o que provoca a formação de hipotiocianato. O hipotiocianato oxida as enzimas bacterianas nas vias glicolíticas, o que inibe o crescimento dos micróbios orais. O peróxido de hidrogénio é também tóxico para as células eucarióticas, mas a sua redução pelas peroxidases salivares ajuda provavelmente a proteger a mucosa oral. A lactoperoxidase salivar gera radicais superóxidos tóxicos que também matam os micróbios.

• **As proteínas ricas em histidina** (histatinas) são proteínas catiónicas que se encontram em abundância na saliva submandibular/sublingual e parotídea. Apresentam várias funções, incluindo o início da libertação de histamina dos mastócitos, a inibição do crescimento de cristais de hidroxiapatite, a neutralização de toxinas, a atividade protease, a atividade fungicida e a atividade bactericida. As histatinas também previnem a coagregação bacteriana e servem como inibidores competitivos de certas proteases, o que pode afetar a patogénese da periodontite, uma vez que esta envolve uma extensa
destruição proteolítica dos tecidos do hospedeiro. **As cistatinas**, em contrapartida, são uma família de proteínas segregadas principalmente pelas glândulas salivares submandibulares e sublinguais, que inibem as cisteíno-proteases. Este facto é considerado importante para a defesa antimicrobiana devido às funções benéficas das cisteína proteases em muitos micróbios orais. As cistatinas também influenciam a inflamação devido aos seus efeitos na atividade proteolítica e de citocinas do hospedeiro.

• **Os componentes antivirais** da saliva incluem o **inibidor da protease leucocitária secretória** (SLPI) e várias outras proteínas que demonstraram possuir atividade contra o vírus da imunodeficiência humana (VIH). O SLPI é uma proteína pequena, catiónica e estável em ácido produzida por células serosas acinares e epiteliais. A SLPI inibe a entrada e/ou o desacoplamento do vírus nas células hospedeiras e apresenta também uma atividade inibidora da serina protease, que protegeria a barreira mucosa das enzimas derivadas dos neutrófilos segregadas durante a inflamação. O SLPI também apresenta alguma atividade bactericida e fungicida. Outra classe de proteínas antivirais salivares são **as proteínas prolinerich** da parótida humana, que inibem a atividade do VIH, muito provavelmente interferindo com as interações entre o vírus e as superfícies das células hospedeiras. Finalmente, **a trombospondina 1** é uma glicoproteína da matriz extracelular secretada pelas glândulas salivares submandibulares e sublinguais que inibe a infeção viral de monócitos e células T.

No caso do VIH, isto parece ocorrer através da ligação da trombospondina 1 à gp120 viral, o que inibiria a interação do vírus com os receptores CD4 nas células T.

• **O FGC** é um veículo através do qual os componentes do sangue, incluindo os leucócitos (que se estima serem constituídos por 95% de neutrófilos, 3% de monócitos e 2% de linfócitos), podem chegar à cavidade oral através do fluxo de fluido através do epitélio juncional da gengiva (margem gengival) para a fenda gengival. Normalmente, o fluxo do FGC é baixo, mas aumenta com a inflamação para lavar as superfícies orais que são vulneráveis à penetração de micróbios. A composição do FGC também se altera durante a inflamação, passando de um transudado para um exsudado inflamatório semelhante ao plasma, que pode ser recolhido em doentes com doença oral. Vários constituintes da imunidade inata e adquirida chegam aos locais de acumulação da placa a partir do sangue através do FGC, incluindo neutrófilos, proteínas plasmáticas (por exemplo, albumina e fibrina), monócitos, linfócitos T e B e Igs (IgG, IgM e IgA). Moléculas de sinalização e mediadores inflamatórios, incluindo neutrófilos
elastase, colagenase-2, prostaglandina E2 e componentes clássicos e alternativos da via do complemento são também comuns nos GCF. Também foram detectadas no FGC outras enzimas, incluindo lisozima e proteases (uma mistura de bactérias e do hospedeiro), que demonstraram inativar a IgA. O significado funcional do FGC está relacionado com as propriedades antimicrobianas dos seus constituintes que afectam a colonização e sobrevivência microbiana oral.

• A **camada de muco** nas superfícies intra-orais existe como uma barreira pegajosa e escorregadia, semelhante a um gel, composta por glicoproteínas de mucina, que impedem a entrada de micróbios nos tecidos subjacentes. O muco retém os micróbios e remove-os da cavidade oral através da descamação. O muco é também seletivamente permeável para permitir a passagem de nutrientes e de produtos residuais, mas não de micróbios. As mucinas são derivadas das glândulas salivares e incluem as mucinas ligadas à membrana MUC1 e MUC4, a mucina formadora de gel MUC5B (MG1) e a MUC7 (MG2).

A consistência gelatinosa de algumas mucinas (por exemplo, MUC5B) deve-se a uma estrutura filiforme rica em hidratos de carbono (até 80%) e a uma massa molecular elevada. Em contrapartida, outras mucinas apresentam uma baixa viscosidade devido a uma massa mais pequena e a uma estrutura relativamente simplificada (por exemplo, MUC7); estas diferentes propriedades físico-químicas permitem funções distintas das diferentes mucinas. Mucinas
estão distribuídas de forma desigual na cavidade oral; por exemplo, são raras nas secreções parotídeas. Assim, a saliva nas áreas vestibulares dos molares superiores (derivada das

glândulas parótidas) é pobre em mucinas. Em contraste, a saliva nas áreas vestibulares dos incisivos superiores é derivada das glândulas submandibulares e sublinguais e é rica em mucinas. Da mesma forma, mais aglutinina parotídea e outras proteínas serosas, como amilase e proteínas ricas em prolina, são encontradas nas películas dos pré-molares superiores em comparação com as películas anteriores da mandíbula. Os padrões únicos de distribuição das mucinas influenciam provavelmente as comunidades microbianas orais. As mucinas também podem agregar bactérias através de interações entre os sacarídeos da mucina e as proteínas bacterianas. No entanto, diferentes açúcares agregam diferentes bactérias orais, o que pode remover alguns micróbios mas permitir que outras espécies permaneçam. O muco também contém lisozima, IgA,

lactoperoxidase e lactoferrina para sequestrar o ferro dos micróbios. As mucinas podem formar complexos homotípicos (oligómeros de extremidade a extremidade) para permitir propriedades de lubrificação e complexos heterotípicos com S-IgA, lisozima, cistatinas e β-defensina para aumentar as concentrações locais de moléculas antimicrobianas. A baixa produção de mucina tem sido correlacionada com uma maior biomassa microbiana, sugerindo uma ligação entre as mucinas e a saúde oral.

**Funcionalidade dos constituintes de defesa salivares**

As funções dos componentes individuais da saliva e das secreções do FGC são **dinâmicas** e estão relacionadas com a **forma molecular** e **a atividade enzimática**. As funções destes componentes podem variar sob diferentes condições físico-químicas e, por vezes, são alteradas após a absorção em superfícies, em oposição à solução. Por exemplo, as proteínas ricas em prolina absorvidas na superfície promovem a adesão bacteriana; no entanto, estas moléculas não interagem com as bactérias quando em solução.

A amilase salivar interage com os estreptococos, mas a rutura das suas ligações dissulfureto altera a sua forma molecular e anula esta atividade biológica. As alterações na conformação ou na estrutura do epítopo induzidas pela ligação a superfícies são a explicação mais provável para a divergência de funções destes componentes. A sobreposição de múltiplas funções também é comum entre

componentes salivares. Isto permite a redundância nas actividades de muitos componentes salivares.

**A redundância funcional** pode proporcionar uma ação antimicrobiana mais fiável em circunstâncias em que os componentes do hospedeiro tenham sido neutralizados em resultado da atividade microbiana. Por , a aglutinação de micróbios é uma função partilhada por muitos componentes salivares (ou seja, mucinas, S-IgA, aglutinina parotídea, lisozima, etc.), o que permitiria a aglutinação e a eliminação de micróbios da cavidade oral, mesmo que um dos componentes

não fossem tornadas funcionais (por exemplo, inativação da S-IgA por enzimas microbianas).

**A anfifuncionalidade**, ou seja, tanto os efeitos protectores como os prejudiciais, é também inerente a alguns componentes salivares. Por exemplo, a estaterina promove a remineralização do dente

inibindo a formação de sais de cálcio e fosfato; no entanto, quando adsorvida à película do esmalte, a estaterina pode também promover a adesão de micróbios potencialmente cariogénicos

para o dente. As funções aparentemente contraditórias devem ser consideradas no contexto de que muitos componentes salivares e da película devem atuar para promover a inofensiva

A flora oral residente normal, mas também deve inibir ativamente a aderência e o crescimento de potenciais agentes patogénicos. Relações funcionais entre as diferentes células salivares, peliculares e do FGC

Os componentes podem ser homotípicos (mesma molécula) ou heterotípicos (moléculas diferentes), como no caso das mucinas.

**Interações microbianas e flora oral normal**

A colonização do epitélio da mucosa oral pela flora oral normal residente é um importante mecanismo de defesa inato para a exclusão imunitária, porque impede potenciais agentes patogénicos colonizem a boca. A flora normal segrega subprodutos metabólicos como os antibióticos, compete por nutrientes e receptores e pode alterar as condições do microambiente (por exemplo, pH, oxigénio) para limitar o crescimento de potenciais agentes patogénicos. Os componentes da flora normal, como os LPS, também podem estimular mecanismos de defesa imune inata não específicos (por exemplo, ativação de fagócitos, síntese de anticorpos de proteção cruzada). Quando a flora oral normal é depauperada (por exemplo, durante uma terapia antibiótica de largo espetro), o equilíbrio entre a mucosa oral e a flora residente é perturbado, proporcionando uma oportunidade para potenciais agentes patogénicos que podem resultar em doenças orais. Um exemplo é a infeção pelo agente patogénico fúngico oral Candida albicans, em que a maioria das bactérias comensais são mortas por antibióticos de largo espetro como a tetraciclina.

O sulco gengival, os dentes e a língua albergam uma flora normal, que inclui várias espécies de estreptococos e outras bactérias, atualmente conhecidas como tendo mais de 700-1000 espécies. As relações microbianas resultantes, por exemplo, da coagregação entre diferentes espécies em biofilmes mistos nos dentes podem englobar:

- **antagonismo microbiano** (uma espécie prejudica e pode excluir a outra)
- **sinergismo** (duas espécies cooperam para beneficiar ambas), por exemplo, a cooperação entre estreptococos e agentes patogénicos da gengivite durante a doença
- **simbiose** (uma relação ecológica estreita de pelo menos duas espécies em que pelo menos uma espécie beneficia e a outra pode não ser afetada ou ser prejudicada)
- **comensalismo** (uma espécie beneficia, a outra não é afetada)
- **mutualismo** (ambas as espécies beneficiam), e
- **parasitismo** (uma espécie beneficia, a outra é prejudicada)

**Imunidade adaptativa na saúde e na doença oral**

A imunidade adquirida ou adaptativa refere-se a todos os mecanismos de defesa específicos dos antigénios que demoram vários dias a semanas a tornar-se protectores e que são concebidos para reagir e eliminar antigénios específicos. A imunidade adquirida desenvolve-se ao longo da vida e está completamente dependente dos **linfócitos T e B**. A imunidade adquirida na cavidade oral inclui

mecanismos humorais e celulares que envolvem Igs do FGC (IgM, IgG e IgA) derivadas de células plasmáticas na gengiva, linfócitos T efectores e, principalmente, **S-IgA**. A

A flora oral normal residente parece ser importante na indução de uma resposta imunitária autolimitada da mucosa humoral que proporciona defesa contra potenciais agentes patogénicos. O MALT, que se encontra por baixo do epitélio da mucosa oral, contém fagócitos para matar micróbios e APCs, que recolhem antigénios na mucosa oral e estabelecem a ligação entre as respostas imunitárias inata e adquirida. As células linfóides em torno da membrana basal também ajudam a eliminar quaisquer potenciais agentes patogénicos que ultrapassem a exclusão imunitária inata e passem através do epitélio intacto da mucosa oral.

**Tecidos linfóides orais**

Os gânglios linfáticos extra-orais e os tecidos linfóides intra-orais estão presentes na boca. Quatro tipos de tecidos linfóides intra-orais são **as amígdalas palatinas e linguais**, os **tecidos linfóides das glândulas salivares**

(que contribui para a produção de S-IgA), **tecido linfoide gengival** e **células linfóides**

**submucosas** dispersas. Redes de capilares linfáticos e vasos linfáticos ligam a mucosa oral, as gengivas e a polpa a outras estruturas, como a língua, e drenam para os gânglios linfáticos submandibulares, retrofaríngeos e outros. Os micróbios que ultrapassaram a exclusão imunitária inata e penetraram através da mucosa oral podem entrar nos linfáticos diretamente ou ser transportados para os linfáticos por fagócitos. Quando os antigénios microbianos atingem os linfócitos no MALT, é desencadeada uma resposta imunitária. Os linfócitos activados que encontraram o antigénio saem do MALT através dos linfáticos eferentes e entram na circulação, após o que se deslocam para a lâmina própria para desencadear respostas imunitárias adquiridas. As células T na lâmina própria são predominantemente dos tipos CD4 e CD8, mas um outro tipo de células T denominado "**linfócitos intraepiteliai**s **(IELs)** estão localizadas entre as células epiteliais e a membrana basal. Estas células estar envolvidas na vigilância imunitária, na manutenção da integridade da mucosa através da síntese de factores de crescimento e na remoção de células epiteliais infectadas. As células B na lâmina própria e associadas aos ácinos glândulas salivares maiores e menores sintetizam IgA. As amígdalas também podem proteger a entrada nos tractos digestivo e respiratório, enquanto o tecido linfoide gengival pode ajudar na resposta imunitária à placa dentária.

### S-IgA na defesa oral

A S-IgA é a Ig predominante na saliva. Impede que os micróbios adiram às células epiteliais da mucosa, ligando-se a elas e aglutinando-as, o que promove a sua remoção da cavidade oral. Em contraste com a IgA presente no plasma, que é quase sempre monomérica (e derivada de células plasmáticas da medula óssea), a S-IgA é composta por um dímero de IgA derivado da polimerização de duas moléculas de IgA (derivadas de células plasmáticas das glândulas salivares) através da **junção da glicoproteína da cadeia (J)**. Os tetrâmeros de S-IgA também são comuns.

A incorporação de um fragmento de glicoproteína do recetor polimérico de Ig denominado **componente secretor** (SC; sintetizado por células epiteliais dos ácinos salivares) em dímeros de IgA forma S-IgA completa. **Os receptores** para o SC nas células epiteliais orais ligam-se à S-IgA, o que permite a captura e a libertação de micróbios orais opsonizados, o que contribui para a exclusão imunitária. A inibição específica do antigénio da aderência microbiana pela S-IgA depende de clones de células B produzidos contra antigénios microbianos orais únicos. Em contrapartida, a S-IgA presente na película do esmalte pode promover a fixação de micróbios na superfície do dente. A S-IgA também pode neutralizar toxinas microbianas, enzimas e vírus. No entanto, ao contrário de outras Igs, a S-IgA não ativa o complemento e, por isso, é considerada uma Ig não-inflamatória. Este atributo único permite à S-IgA manter a integridade da barreira mucosa, uma vez que a ativação do complemento gera mediadores potentes da inflamação, como o C3a e o C5a. O SC também torna a região da dobradiça normalmente suscetível da S-IgA resistente às condições proteolíticas e ácidas que existem boca. A S-IgA também ajuda a prevenir a infeção nas glândulas salivares. É de salientar que é produzida diariamente mais IgA (plasmática e secretora) do que os outros quatro tipos de Igs combinados. Finalmente, a S-IgA também influencia a defesa inata ao sinergizar com as actividades antimicrobianas da lisozima e ao potenciar as actividades das mucinas ao reduzir a carga negativa da superfície e a hidrofobicidade das bactérias orais (permite que as bactérias sejam revestidas com mucinas). Algumas S-IgA apresentam uma ação pluri-específica (polirreactiva, ou seja, ligam-se a uma vasta gama de antigénios bacterianos e do hospedeiro), que se crê proteger a mucosa oral antes da indução de S-IgA altamente específica para o antigénio. A S-IgA pluriespecífica parece ser derivada de uma forma **independente de T** contra micróbios orais comensais, alimentos e antigénios do tecido do hospedeiro. Em contraste, os mecanismos **dependentes de T** provavelmente conferem S-IgA extremamente específica através de hipermutação somática de células B para produzir Igs dirigidos contra apenas um único antigénio único. É de salientar que alguns agentes patogénicos orais produzem proteases que clivam e subvertem a função da S-IgA. Foram demonstradas associações heterotípicas entre S-IgA e lactoferrina, e S-IgA e aglutininas, mas o seu papel na defesa oral não é claro. Enigmaticamente, os seres humanos com uma deficiência selectiva de IgA não são altamente susceptíveis à infeção da mucosa, e esta condição é largamente assintomática. A redundância funcional de moléculas antimicrobianas na superfície da mucosa oral explica provavelmente esta aparente contradição na resposta imunitária adquirida aos micróbios orais. Em muitas pessoas, a deficiência selectiva de IgA está correlacionada com o aumento do transporte de IgM para as secreções externas, o que compensaria esta deficiência imunitária nas superfícies mucosas.

### PCD em resposta a micróbios orais

**A apoptose**, também designada por "morte celular programada" (PCD), é um mecanismo fisiológico importante através do qual o sistema imunitário responde a diversas formas de danos celulares. A PCD ocorre normalmente em muitas condições para remover células hospedeiras indesejadas, danificadas ou moribundas; exemplo, remove linfócitos auto-reactivos por seleção negativa e regula a dimensão das reservas de memória das células T após a resolução da infeção. A PCD pode promover a remoção de agentes patogénicos, matando as células hospedeiras que estão infectadas com eles. A PCD é controlada por proteases citoplasmáticas dirigidas por aspartato e dependentes de cisteína, denominadas **caspases**, que existem em todas as células humanas e dirigem duas vias de PCD: a desregulação da função mitocondrial independente dos receptores de morte (**via intrínseca**) e a ativação dos receptores de morte (**via extrínseca**).

A fase final da PCD envolve a clivagem de proteínas necessárias para a integridade celular, a degradação do ADN, a condensação da cromatina, a externalização do lípido fosfatidilserina, o encolhimento das células e a desmontagem das células em "corpos apoptóticos". É importante notar que os corpos apoptóticos são ativamente fagocitados pelos macrófagos para evitar o derrame do conteúdo intracelular das células moribundas, o que limita a inflamação. A PCD nas células epiteliais gengivais tem implicações importantes para a função de barreira da mucosa devido aos efeitos na exclusão imunitária, na inflamação, no processamento e apresentação de antigénios e nas respostas reguladoras adquiridas dos linfócitos T e B. Por exemplo, a PCD facilita a apresentação de antigénios aos linfócitos T através do MHC I durante a tuberculose. Foi demonstrado que um grupo significativo de agentes patogénicos orais, incluindo P. gingivalis, A. actinomycetemcomitans, Candida albicans e Treponema denticola, modulam as vias de PCD nas células humanas; não é claro se estas respostas de PCD fazem parte da resposta imunitária normal a estes micróbios e se são benéficas para a saúde oral. No entanto, a deteção de PCD na gengiva cronicamente inflamada sugere que esta pode ajudar a manter a homeostase no tecido gengival. Por outro lado, a indução de PCD por agentes patogénicos subgengivais também pode contribuir para a destruição local dos tecidos durante a periodontite; por exemplo, foi demonstrado que até 10% da população total de células em biópsias gengivais de pacientes com periodontite crónica é apoptótica. A PCD nas células do revestimento ósseo, desencadeada pela resposta imunitária adquirida ao P. gingivalis, parece também contribuir para a deficiente formação óssea na periodontite, reduzindo o acoplamento

da formação e reabsorção óssea. Finalmente, foi também observado um atraso na PCD dos neutrófilos durante a periodontite, o que sugere um mecanismo de acumulação de neutrófilos nos locais de doença oral. **Papel da vacina contra a cárie dentária:**

O anticorpo IgA funciona inibindo a aderência de microrganismos às superfícies das células da mucosa e os organismos, impedindo assim a sua entrada nos tecidos do corpo. Promove a fagocitose e a morte intracelular dos microrganismos. Assim, ao induzir a formação de Ig A através da utilização da vacina contra a cárie dentária, a patogénese da formação de cárie é interrompida e a formação de cárie dentária é prevenida.

A imunização contra a transmissão dentária deve começar logo no segundo ano de vida, uma vez que a população desta faixa etária está sujeita a um risco normal de infeção. Tanto as abordagens activas como passivas têm demonstrado sucesso em modelos animais e em ensaios clínicos em humanos. Compreender os sinais de colonização e o crescimento do Streptococcus cariogénico nos biofilmes dentários é importante para criar uma técnica refinada para eliminar ou bloquear as bactérias nocivas. As subunidades das vacinas contêm os elementos estruturais da família de adesinas Ag I\II, GTFs ou Gbp B

## VACINAS

As vacinas são uma substância imuno-biológica concebida para produzir uma proteção específica contra uma determinada doença. Estimula a produção de um anticorpo protetor e de outros mecanismos imunitários. As vacinas são preparadas a partir de organismos vivos modificados, organismos inactivados ou mortos, fracções celulares extraídas, toxoides ou uma combinação destes. [11]

### A resposta imunitária

#### a) A resposta primária

Quando um antigénio é administrado pela primeira vez a um animal ou a um ser humano, há um período latente de indução de 3 a 10 dias antes de aparecerem anticorpos sangue. O anticorpo que é provocado primeiro é inteiramente do tipo IgM. O título de anticorpos IgM aumenta de forma constante durante os 2 a 3 dias seguintes, atinge um nível máximo e depois diminui quase tão rapidamente como se desenvolveu. Entretanto, se o estímulo antigénico foi suficiente, o anticorpo IgG aparece poucos dias. A IgG atinge um pico em 7 a 10 dias e depois diminui gradualmente durante um período de semanas ou meses. Um resultado importante do desafio antigénico primário é a formação do sistema retículo-endotelial do corpo. Tanto os linfócitos B como os T produzem as chamadas "células de memória" ou células preparadas. Estas células são responsáveis pela memória imunológica que se estabelece após a imunização.

#### b) Secundário (resposta de reforço)

A resposta a uma dose de reforço difere em vários aspectos resposta primária. A secundária também envolve a produção de anticorpos IgM e IgG. É necessária uma colaboração entre as células B e T para iniciar uma resposta secundária. Há uma breve produção do anticorpo IgM e uma produção muito maior e mais prolongada do anticorpo IgG. Esta resposta acelerada é atribuída à memória imunológica. O sistema imunitário A resposta imunitária (primária e secundária) e a memória imunológica são a base da vacinação e da revacinação.

**Mecanismo de ação da vacina**

A saliva contém aproximadamente 1-3% da concentração de imunoglobulinas, a maioria das quais é IgA secretora. No entanto, a saliva também contém a imunoglobulina humoral IgG e IgM do fluido sulcular gengival. Além disso, os componentes celulares do sistema imunitário, como os linfócitos, macrófagos e neutrófilos, também estão presentes no sulco gengival. Algumas das formas possíveis pelas quais os anticorpos podem controlar o crescimento bacteriano estão listadas abaixo:

i. A imunoglobulina salivar pode atuar como uma aglutinina específica, interagindo com os receptores da superfície bacteriana e inibindo a colonização e a subsequente formação de cáries. Podem também inativar a glucosiltransferase de superfície, o que reduziria a síntese de glucanos extracelulares, resultando na redução da formação da placa bacteriana.

ii. As glândulas salivares produzem anticorpos IgA secretórios através da imunização direta do tecido linfoide associado ao intestino (GALT), a partir do qual as células B sensibilizadas podem ser transportadas para as glândulas salivares. Os anticorpos IgA salivares têm, , acesso direto à superfície do dente. Podem impedir que o S. mutans adira à superfície do esmalte ou podem impedir a formação de dextrano através da inibição da atividade da glucosiltransferase (GTF).

iii. O mecanismo crevicular gengival envolve todos os componentes humorais e celulares do sistema imunitário sistémico, que pode exercer a sua função na superfície dentária. Atualmente, existem provas suficientes para postular o que pode acontecer após a imunização subcutânea com S. mutans. O organismo é fagocitado e sofre processamento antigénico pelos macrófagos. No tecido linfoide, os linfócitos T e B são sensibilizados pelos macrófagos, impedindo o complexo antigénico HLA Classe-II e libertando IL-I. Isto induz a resposta das células auxiliares CD-4 e das células supressoras citotóxicas CD-8 com a ativação dos receptores de IL-2 e a libertação de IL2. A interação entre as células desempenha um papel essencial na modulação da formação das classes de anticorpos IgG, IgA e IgM e dos linfócitos B.

**Vias de imunização**

Em geral, foram utilizadas 4 vias de imunização com S. mutans:

1. Oral
2. Sistémico (subcutâneo)
3. Gengivo-salivar ativo
4. Imunização dentária passiva

**Sistema imunitário da mucosa comum**

As aplicações mucosas das vacinas contra a cárie dentária são geralmente preferidas para a indução de anticorpos IgA secretórios no compartimento salivar, uma vez que esta imunoglobulina constitui o principal componente imunitário das secreções das glândulas salivares maiores e menores. Muitos investigadores demonstraram que a exposição de um antigénio a um tecido linfoide associado à mucosa no , nasal, brônquico ou rectal pode dar origem a respostas imunitárias não só na região de indução mas também em locais remotos. Este facto deu origem à noção de um "sistema imunitário comum das mucosas". Consequentemente, foram utilizadas várias vias mucosas para induzir respostas imunitárias protectoras aos antigénios da vacina contra a cárie dentária.

1. Via oral

Muitos dos estudos anteriores basearam-se na indução oral de imunidade no GALT para provocar respostas protectoras de anticorpos IgA salivares. Nestes estudos, um antigénio foi aplicado através de alimentação oral, intubação gástrica ou em cápsulas contendo vacinas ou lipossoma. O S. mutans morto foi administrado a ratos sem germes na água de beber durante 45 dias antes da implantação do S. mutans vivo e depois durante todo o período experimental. Uma redução significativa das cáries estava relacionada com um nível aumentado de anticorpos IgA salivares contra S. mutans, uma vez que o título de anticorpos no soro era mínimo. A imunização oral com S. mutans não induziu IgA secretora significativa em macacos. A administração diária de 10 células de S. mutans em cápsulas produziu um pequeno aumento na IgA secretora. A via oral não conseguiu reduzir significativamente as cáries, em comparação com a imunização subcutânea. O aumento dos anticorpos secretórios produzidos foi pequeno e de curta duração, mesmo após imunização secundária. Experiências em humanos sobre a ingestão de S. mutans em cápsulas de gelatina resultaram num aumento dos anticorpos IgA secretórios na saliva, embora apenas por um período limitado. A memória imunológica nas respostas de IgA secretora é bastante limitada e este facto pode reduzir o valor da imunização oral. Embora a via oral não fosse ideal por razões que incluíam os efeitos prejudiciais da acidez do estômago sobre o antigénio, ou porque os locais de indução eram relativamente distantes, as experiências com esta via estabeleceram que a indução da imunidade da mucosa por si só era suficiente para alterar o curso da infeção com S. mutans e da doença em modelos animais e em seres humanos.

2. Via intranasal

Mais recentemente, foram feitas tentativas para induzir imunidade protetora em locais indutores da mucosa que estão em anatómica mais próxima com a cavidade oral. A instalação intranasal do antigénio, o tecido linfoide associado ao nariz (NALT), tem sido utilizada para induzir imunidade a muitos antigénios bacterianos, incluindo os associados à colonização e acumulação de Streptococcus mutans. A imunidade protetora após a infeção com estreptococos mutans cariogénicos pode ser induzida em ratos pela via intranasal com muitos antigénios de S. mutans ou domínios funcionais associados a estes componentes. Foi possível demonstrar proteção com o Ag I/II de S. mutans, o SBR do Ag I/II, uma sequência de 19 mers no SBR, o domínio de ligação ao glucano de S. mutans, GBP-B, e preparações fimbriais de S. mutans com antigénio isolado ou combinado com adjuvantes da mucosa.

3. Rota das amígdalas

A capacidade da aplicação de antigénios nas amígdalas para induzir respostas imunitárias cavidade oral é de grande interesse. O tecido amigdalino contém os elementos necessários para a indução imune de respostas IgA secretoras, embora as caraterísticas de resposta IgG, em vez de IgA, sejam dominantes neste tecido. No entanto, tem sido sugerido que as amígdalas palatinas, e especialmente as amígdalas nasofaríngeas, contribuem com células precursoras para locais efectores da mucosa, tais como as glândulas salivares. A este respeito, as experiências mostraram que a aplicação tópica de células de Streptococcus sobrinus mortas com formalina em coelhos pode induzir uma resposta imunitária salivar, que pode diminuir significativamente as consequências da infeção com Streptococcus sobrinus cariogénico. Curiosamente, a aplicação tonsilar repetida de um antigénio particulado pode induzir o aparecimento de células produtoras de anticorpos IgA tanto glândulas salivares maiores como nas menores do coelho.

4. Glândula salivar menor

As glândulas salivares menores povoam os lábios, as bochechas e o palato mole. Estas glândulas têm sido sugeridas como vias potenciais para a indução mucosa de respostas imunitárias salivares, devido aos seus ductos secretores curtos e largos que facilitam o acesso retrógrado de bactérias e dos seus produtos e aos agregados de tecido linfático que se encontram frequentemente associados a estes ductos. Experiências em que o Streptococcus sobrinus GTF foi administrado topicamente nos lábios inferiores de jovens adultos sugeriram que esta via pode ter potencial para a administração de vacinas contra a cárie dentária. Nestas experiências, aqueles que receberam a aplicação labial de GTF apresentaram uma proporção significativamente mais baixa de S. mutans indígena/flora total de Streptococcus na sua saliva total durante um período de 6 semanas após uma profilaxia dentária, em comparação com um grupo placebo.

5. Rectal

Locais mais remotos da mucosa também foram investigados quanto ao seu potencial indutor. Por exemplo, a imunização rectal com antigénios bacterianos não orais, como o Helicobacter pylori ou o Streptococcus pneumoniae, apresentados no contexto de um adjuvante à base de toxinas, pode resultar no aparecimento de anticorpos IgA secretórios em locais salivares distantes. A região colo-rectal como local indutor de respostas imunes da mucosa em humanos é sugerida pelo facto de este local ter a maior concentração de folículos linfóides trato intestinal inferior. Estudos preliminares indicaram que esta via também poderia ser utilizada para induzir respostas de IgA salivar a antigénios de estreptococos mutans, como o GTF. Poder-se-ia, por conseguinte, prever a utilização de supositórios de vacina como uma alternativa para crianças em que as doenças respiratórias impedem a aplicação intranasal da vacina. [22]

**Via sistémica de imunização**

A administração subcutânea de S. mutans foi utilizada com sucesso em macacos e provocou predominantemente anticorpos IgG, IgM e IgA no soro. Os anticorpos chegam à cavidade oral através do fluido crevicular gengival e são protectores contra a cárie dentária. Foram administradas células inteiras, paredes celulares e o antigénio Streptococcus 185 KD em 2 a 4 ocasiões. Uma injeção subcutânea de células mortas de S. mutans no adjuvante incompleto de Freund ou hidróxido de alumínio provoca anticorpos das classes IgG, IgM e IgA. Estudos demonstraram que os anticorpos IgG são bem mantidos num título elevado, os anticorpos IgM diminuem progressivamente e os anticorpos IgA aumentam lentamente de título. O desenvolvimento de anticorpos IgG séricos tem lugar dentro de meses após a imunização, atingindo um título de até 1:1280, não sendo encontrada qualquer alteração nos anticorpos nos macacos correspondentes imunizados com sham. A proteção contra a cárie foi associada predominantemente ao aumento dos anticorpos IgG séricos. [3]

**Via ativa gingivo-salivar**

Tem havido alguma preocupação relativamente aos efeitos secundários da utilização destas vacinas por outras vias. A fim de limitar estes potenciais efeitos secundários e de localizar a resposta imunitária, o fluido crevicular gengival tem sido utilizado como via de administração. Para além da IgG, também está associado a um aumento dos níveis de IgA. [29] As diferentes modalidades experimentadas foram as seguintes:

- Injeção de lisozima na gengiva de coelho, que provocou anticorpos locais a partir da resposta celular
- Escovagem de S. mutans vivos na gengiva de macacos rhesus, que não induziu a formação de anticorpos
- Utilizando antigénio de Streptococci de peso molecular mais pequeno, o que resultou num melhor desempenho, provavelmente devido a uma melhor penetração.

**Imunização passiva**

Como o nome sugere, a imunização passiva envolve a suplementação passiva ou externa dos anticorpos. Isto acarreta a desvantagem de aplicações repetidas, uma vez que a imunidade conferida é temporária.

Foram tentadas várias abordagens:

• Anticorpos monoclonais

Foram investigados anticorpos monoclonais contra o antigénio I/II da superfície celular de S. mutans. A aplicação tópica em seres humanos provocou uma redução acentuada do S. mutans implantado. Assim, ao contornar o sistema, existe uma menor preocupação com os potenciais efeitos secundários.

• Leite e soro de leite de bovino

A imunização sistémica de vacas com uma vacina que utiliza S. mutans inteiro levou a que o leite e o soro de leite de bovino contivessem anticorpos IgG policlonais. Isto foi então adicionado à dieta de um modelo de rato. O soro de leite imune provocou uma redução no nível de cárie. Este soro de leite também foi usado num enxaguatório bucal, o que resultou numa menor percentagem de S. mutans na placa bacteriana.

• Anticorpos da gema de ovo

O novo conceito de utilização de anticorpos de gema de ovo de galinha contra a glucosiltransferase associada às células de S. mutans foi introduzido por Hamada. As vacinas utilizadas foram células inteiras mortas em formalina e GTFs associadas a células. uma redução da cárie com ambos os tratamentos.

• Plantas transgénicas

O mais recente destes desenvolvimentos na imunização passiva é a utilização de plantas transgénicas para fornecer os anticorpos. Os investigadores desenvolveram uma vacina contra a cárie a partir de uma planta de tabaco geneticamente modificada (GM). A vacina, que é incolor e

não tem sabor, pode ser pintada nos dentes em vez de injectada e é a primeira vacina derivada de plantas geneticamente modificadas.

As vantagens são enumeradas a seguir:

• O material genético pode ser facilmente trocado.

• É possível manipular a estrutura do anticorpo de modo a que, embora a especificidade do anticorpo seja mantida, a região constante possa ser modificada para se adaptar às condições humanas, evitando assim a reatividade cruzada.

• A produção em grande escala é possível, vez que seria bastante económica. [2

VIAS DE IMUNIZAÇÃO

1) Imunização ativa: a) Via mucosa. b) Via sistémica (subcutânea). c) Via salivar ativa-gengiva. a) Via imune mucosa comum: A investigação tem administrado proteínas quiméricas que aumentam as respostas imunitárias da mucosa a determinantes de virulência isolados24 . Esta via é a mais comum e é utilizada para a indução de IgA salivar. 25 Outros métodos de via com imunidade da mucosa são: - Via oral através da alimentação oral da vacina Intranasal para ativação do GTF, utilizada para locais com uma relação anatómica mais próxima da cavidade oralVia amigdalina capacidade da aplicação amigdalina para induzir uma resposta imunitária. As glândulas salivares menores - lábios, bochechas, palato mole - actuam como potenciais vias Imunização rectal com bactérias não orais, como a Helico bacter pylori.6 b) Via sistémica de imunização: - Por administração subcutânea de anticorpos contra S. mutans, que chegam à cavidade oral. c) Via salivar ativa-gengival: O fluido crevicular gengival é também utilizado como uma via de vacinação associada a níveis aumentados de IgA e IgG.26

2) Imunização passiva A suplementação externa de anticorpos pode ser feita através de leite bovino, elixires bucais, dentífricos, anticorpos de gema de ovo, plantas transgénicas. (A primeira vacina derivada de plantas geneticamente modificadas) 7, 25, 27 Assim, na imunização ativa, há indução da produção de anticorpos salivares e formação de memória, mas para estabelecer a eficácia e a segurança é necessário empenhar-se na realização de ensaios em seres humanos. No entanto, na imunização passiva, devido aos anticorpos exógenos pré-formados, existe a vantagem de evitar riscos Adjuvantes e sistemas de administração para vacinas contra a cárie dentária Foram várias abordagens novas para potenciar aspectos da resposta imunitária, a fim de induzir anticorpos suficientes para obter um efeito protetor e ultrapassar as desvantagens existentes.

**Peptídeos sintéticos:** Qualquer antigénio derivado de animais ou de seres humanos tem o potencial de provocar reacções de hipersensibilidade. Os péptidos sintetizados quimicamente têm a vantagem poderem evitar esta reação. Verificou-se que este facto melhora a resposta imunitária. Nos seres humanos, os peptídeos sintéticos provocaram respostas proliferativas de IgG e de células T, e os anticorpos eram tanto anti-peptídeo como anti-naturais. Os péptidos sintéticos produzem anticorpos não só no FGC mas também na saliva. O péptido sintético utilizado é derivado da glucosiltransferaselenzyme. [23],[29]

**Acoplamento com subunidades da toxina da cólera:** A toxina da cólera (CT) é um poderoso imunoadjuvante da mucosa, frequentemente utilizado para aumentar a indução da imunidade da mucosa a uma variedade de agentes patogénicos bacterianos e virais em sistemas animais. A aplicação na mucosa de uma proteína solúvel ou de um antigénio peptídico por si só raramente resulta em respostas elevadas ou sustentadas de IgA. No entanto, a adição de pequenas quantidades de CT ou das enterotoxinas termolábeis (LT) de E. coli estreitamente relacionadas pode aumentar consideravelmente as respostas imunitárias da mucosa a antigénios de Streptococcus mutans aplicados por via intragástrica ou intranasal ou a péptidos derivados destes antigénios. O acoplamento da proteína com a unidade não tóxica da toxina da cólera foi eficaz na supressão da colonização de S. mutans. [22],[24],[29]
**Fusão com Salmonella :** As estirpes avirulentas de salmonella constituem um vetor de vacina eficaz; foi utilizada a fusão através de técnicas recombinantes. [29]

**Microcápsulas e micropartículas:** Foram utilizadas combinações de antigénios ou vários tipos de partículas na tentativa de melhorar as respostas imunitárias da mucosa. As microcápsulas e micropartículas feitas de poli-láctido-co-glicolida (PLGA) têm sido utilizadas como sistemas de administração local devido à sua capacidade de controlar a taxa de libertação, de escapar aos mecanismos de eliminação de anticorpos pré-existentes e de se degradar lentamente sem provocar uma resposta inflamatória ao polímero. [29]

**Lipossomas:** Os lipossomas, que são vesículas de membrana de fosfolípidos de duas camadas fabricadas para conter e distribuir fármacos e antigénios, têm sido utilizados para melhorar as respostas da mucosa aos hidratos de carbono de Streptococcus mutans e ao GTF. Pensa-se que os lipossomas melhoram as respostas imunitárias da mucosa, facilitando a absorção pelas células M e a entrega do antigénio aos elementos linfóides do tecido indutor. [22],[29]

**Riscos da utilização da vacina contra a cárie**

Todas as vacinas, mesmo quando fabricadas e administradas corretamente, parecem ter riscos. O mais grave é o facto de os soros de alguns doentes com febre reumática apresentarem reatividade cruzada serológica entre antigénios do tecido cardíaco e certos antigénios de estreptococos hemolíticos[51].[31]

Foi relatado que experiências com anti-soros de coelhos imunizados com células inteiras de S. mutans e com um antigénio proteico de elevado peso molecular de S. mutans apresentaram reação cruzada com tecidos cardíacos normais de coelho e humanos. Os polipéptidos (62-67 KDA) imunologicamente reactivos com o tecido cardíaco humano e a miosina dos músculos do esqueleto do coelho encontram-se na membrana celular de S. mutans e Streptococcus ratti. [32] Por outro lado, as demonstrações mostraram que o antissoro de coelho para componentes de caldo Todd-Hewitt de elevado peso molecular reagiu com músculo cardíaco de macaco com S. mutans revestido com componentes do meio. Os anticorpos de reação cruzada cardíaca não se desenvolvem em macacos rhesus ou coelhos imunizados com Ag I/II purificado de S. mutans. [56] É possível que o aumento da produção de anticorpos reactivos para o coração em coelhos imunizados com estreptococos mutans resulte em lesão do tecido cardíaco como consequência da ligação deste polipéptido estreptocócico de baixo peso molecular. Devido ao potencial das células inteiras de Streptococcus para induzir anticorpos reactivos para o coração, o desenvolvimento de uma vacina de subunidade para controlar a cárie dentária tem sido o foco de um intenso interesse de investigação. A glucosiltransferase também foi testada quanto à reatividade cruzada com tecido cardíaco humano e os resultados foram negativos. [21,33] Outras investigações mostraram que a parte C-terminal da Ag I/II contém um epítopo que é reativo cruzado com a IgG humana e, embora o significado clínico observação seja desconhecido, parece que este epítopo potencialmente prejudicial deve ser excluído de uma vacina contra a cárie. A região de reatividade cruzada da IgG humana também está presente noutros estreptococos mutans, como o Streptococcus sobrinus, bem como em estreptococos não mutans. [

# RESUMO

Embora a prevalência da cárie dentária tenha diminuído de acordo com um inquérito epidemiológico nacional do Instituto Nacional de Investigação Dentária dos Estados Unidos, esta doença oral continua a ser um problema de saúde significativo que afecta aproximadamente 50% das crianças dos 5 aos 17 anos de idade nos EUA. Curiosamente, 25% das crianças e adolescentes com idades compreendidas entre os 5 e os 17 anos são responsáveis por 80% das cáries em dentes permanentes, o que indica a existência de grupos de alto risco. Entretanto, em muitos países em desenvolvimento da América Central e do Sul, África, Ásia, bem como em alguns países europeus, a cárie dentária está a aumentar. Apesar da utilização generalizada de flúor (por exemplo, na pasta de dentes e na água potável), à qual se atribui principalmente o declínio da cárie entre os anos 70 e 80, esta doença continua a ser uma das mais prevalentes e dispendiosas nos países industrializados e em desenvolvimento. De facto, os países em desenvolvimento que não dispõem de um sistema de fluoretação da água e onde o acesso à educação e ao tratamento em matéria de saúde dentária pode não estar disponível para todos, têm grande necessidade de
uma vacina. Uma vacina eficaz, segura e de fácil aplicação pode não só ajudar a combater a dor e os problemas de saúde associados à cárie, mas também poupar os milhares de milhões de dólares que são atualmente gastos em tratamentos de restauração. [33] Uma questão importante é saber se a procura de uma vacina contra a cárie se justifica do ponto de vista da saúde pública. Esta questão é especialmente crítica, uma vez que já dispomos de meios eficazes para controlar a doença. Dado que o S. mutans não é o único microrganismo cariogénico e que uma série de factores influenciam o desenvolvimento da doença, coloca-se a questão de saber até que ponto uma vacinação bem sucedida contra o S. mutans poderia reduzir a incidência da cárie dentária. [31] Uma redução considerável da cárie poderia ser alcançada se a colonização de S. mutans pudesse ser prevenida ou reduzida no momento da erupção dos dentes decíduos e permanentes. Assim, uma vacinação bem-sucedida dirigida contra S. mutans poderia ser um complemento valioso para outras medidas de prevenção de cáries. Alguns outros estudos também sugerem que a vacinação poderia ser um suplemento ao tratamento antimicrobiano em indivíduos com altos níveis de S. mutans. Nos países do terceiro mundo, tem-se observado um rápido aumento da cárie tanto em crianças como em adolescentes [39] . O baixo rácio dentista/população e a falta de cuidados de saúde dentária organizados limitam as possibilidades de utilização de métodos convencionais de prevenção da cárie. Por isso, pensou-se que a vacinação contra a cárie dentária poderia ser de grande

valor adjuvante preventivo em algumas sociedades e como uma importante medida de saúde pública noutras. Deve sublinhar-se, contudo, que tem de ser efectuada uma análise exaustiva necessidade, dos custos/benefícios e dos riscos/benefícios de uma vacina contra a cárie dentária em várias sociedades e subgrupos. [31

# CONCLUSÃO

O S. mutans e o Streptococcus sobrinus estão intimamente associados à cárie dentária. O tratamento com flúor utilizado no estrangeiro limitou com êxito a progressão da cárie, mas não foi suficiente para controlar esta doença infecciosa, mesmo quando utilizado em conjunto com a limpeza profissional dos dentes e o aconselhamento dietético em populações altamente expostas a esta microbiota cariogénica. As estratégias de imunização ativa e passiva, que visam elementos-chave patogénese molecular dos estreptococos mutans, são promissoras. A integração destas abordagens em programas de saúde pública de base alargada pode ainda evitar a doença da cárie dentária em muitas das crianças do mundo, entre as quais as de alto risco podem obter o maior benefício [48] . Apesar do declínio encorajador da cárie dentária observado nos últimos anos em muitas populações, milhões de crianças continuam em risco de sofrer cáries dentárias extensas e é particularmente preocupante o facto de muitas das que sofrem estarem entre as que têm menos probabilidades de obter um tratamento satisfatório. Juntamente com os métodos estabelecidos de prevenção da cárie, as vacinas contra a cárie têm o potencial de dar um contributo muito valioso para o controlo da doença. Entretanto, a investigação básica sobre o modo de ação da vacina contra a cárie e a procura de vacinas novas, mais eficazes e possivelmente polivalentes devem continuar se explorar plenamente o seu potencial para nos ajudar na luta contra a cárie dentária. Independentemente do mecanismo pelo qual a proteção imunológica contra a cárie dentária é alcançada, novos avanços para tornar a imunização contra a cárie prática dependerão de ensaios clínicos destinados a estabelecer se os resultados de experiências com animais podem ser transferidos para os seres humanos [51] . Embora tenham sido desenvolvidos vários métodos para prevenir a cárie dentária, como a utilização tópica ou sistémica de fluoretos, selantes de fissuras e controlo dietético, a eficácia destes métodos não é suficiente para erradicar a cárie dentária nos seres humanos; no entanto, existem alguns estudos sobre a eficácia das vacinas contra a cárie nos seres humanos.

## REFERÊNCIAS

1. Smith DJ. Caries Vaccine for the twenty-first century (Vacina contra a cárie para o século XXI). J Dent Edu 2003;67(10):1130-1139.

2. Ajdic D, McShan WM, McLaughlin RE, Savic G, Chang J, Carson MB et al. Sequência genómica de Streptococcus mutans UA159, um agente patogénico dentário cariogénico. Proc Natl Acad Sci USA 2002; 99(22):14434-9.

3. Abiko Y. Imunização passiva contra a cárie dentária e a doença periodontal: Desenvolvimento de anticorpos monoclonais recombinantes e humanos Crit Rev Oral Biol Med 2000;11(2):140- 158.

4. Smith DJ, Godiska R. Abordagens de imunização passiva para a prevenção da cárie dentária. Actas da Conferência. Simpósio de Ovos 2004:1-6.

5. Roa NS, Gomez SI, Rodriquez A. Citocinas produzidas por células T CD4+ contra um peptídeo sintético GTF-I (1301-1322) de streptococcus mutans em humanos naturalmente sensibilizados. Ata Odontol Latinoam 2008;21(2):153-158.

6. Russell MW, Childers NK, Michalek SM, Smith DJ, Taubmen MA. Uma vacina contra a cárie? O estado da ciência da imunização contra a cárie dentária. Caries Res 2004;38(3):230-5.

7. Shivakumar KM, Vidya SK, Chandu GN. Vacina contra a cárie dentária. Indian J Dent Res 2009;20(1):99- 106.

8. Krithika AC, Kandaswamy D, Krishna VG. Vacina contra a cárie-1. O mito atual. J Indian Assoc Public Health Dent 2004;4:21-25.

9. Caufield PW, Cutter GR, Dasanayake AP. Initial acquisition of mutans streptococci by infants: evidence for a discrete window of infectivity. J Dent Res 1993;72(1):37-45.

10. Milgrom P, Riedy CA, Weinstein P, Tanner AC, Manibusan L, Bruss J. Cárie dentária e sua relação com infeção bacteriana, hipoplasia, dieta e higiene oral em crianças de 6 a 36 meses de idade. Community Dent Oral Epidemiol 2000;28(4):295- 306.

11. Russell MW, Lehner T. Caracterização de antigénios extraídos de células e fluidos de cultura de Streptococcus mutans serotipo c. Arch Oral Biol 1978;23(1):7-15.

12. Lehne T Imunologia da cárie dentária. Immunology of Oral Diseases 3 rd edition Blackwell Scientific Publications; 1992.

13. Fan MW, Bian Z, Peng ZX, Zhong Y, Chen Z, Peng B et al. Uma vacina de ADN que codifica um antigénio proteico da superfície celular do streptococcus mutans protege os ratos gnotobióticos das cáries. J Dent Res2002;81(11):784-787.

14. Newman MG, Nisengard RJ. Microbiologia e imunologia oral. W.B.Sander "s Company; 1988. 15. Russell RR, Johnson NW. The prospects for vaccination against dental caries. Br Dent J 1987;162(1):29-34.

16. Park K. Textbook of Preventive and Social Medicine .17ª edição. Publicação Bhanotidas: 2004. 17. Warren L, Ernest J. Medical microbiology and immunology 6 th edition. Lange medical publishing division 2000.

18. Koga T, Oho T, Shimazaki Y, Nakano Y. Imunização contra a vacina contra a cárie dentária. Vaccine 2002;20(16):2027-44.

19. Smith DJ. Vacina contra a cárie dentária; perspectivas e preocupações. Crit Rev Oral Biol Med 2002;13(4):335- 349.

20. Guo JH, Jia R, Fan MW, Bian Z, Chen Z, Peng B. Construção e caraterização imunológica da fusão da vacina de DNA anti-cárie contra PAc & glucosyltransferase 1 de Streptococcus mutans. J Dent Res 2004;83(3):266-270.

21. Russell MW. Potencial da vacina na prevenção de lesões de cárie. Operative Dent 2001;26(s6):51-60.

22. Goma de mascar com mordida adicional. British Dent J 2006;201:255.

23. Bachrach G, Leizerovici-Zigmond M, Zlotkin A, Naor R, Steinberg D. Bacteriophage isolation from human saliva. Lett Appl Microbiol 2003;36(1):50- 53.

24. Zhang P, Jespersgaard C, Lamberty-Mallory L, Katz J, Huang Y, Hajishengallis G et al. Imunogenicidade reforçada de uma proteína quimérica genética constituída por dois antigénios de virulência de streptococcus mutans e proteção contra a infeção. Infect Immun 2002;20(12):6779-87.

25. Russel MW. Hajishengalis G, Childers NK, Michalek SM. Imunidade secretora na defesa contra estreptococos mutans cariogénicos. Caries Res 1999;33(1):4-15.

26. Tandon S. Textbook of pedodonrics.1 st edition. Paras publishing:2001.

27. Genes "n" greens: o futuro da medicina oral? Br Dent J 2002;192(12):674.

28. Painel sobre a vacina contra a cárie . Institutos Nacionais de Investigação Dentária e

Craniofacial 2003
29. Oon, Smith TL, Taubman ML, et al. Expressão e entrega de péptidos GTF em Salmonella enterica J. Dent Research,81

30. Smith DJ, King WF, Barnes LA, Peacock Z, Taubman MA. Immunogenicity and protective immunity induced by synthetic peptides assossciated with putative immunodominant regions of Streotococcus mutans glucan binding protein B. Infect Immun 2003;71(3):1179-84.

31. Saito M, Otake S, Ohmura M, Hirasawa M, Takada K, Mega J et al. Imunidade protetora contra s.mutans induzida por vacinação nasal com antigénio de proteína de superfície e adjuvante de toxina da cólera mutante. J Infect Dis 2001;183(5):823-826.

32. Mitoma M, Oho T, Michibata N, Okano K, Nakano Y, Fukuyama M et al. Imunização passiva com leite bovino contendo

33. Hajishengallis G, Michalek SM. Estado atual de uma vacina da mucosa contra a cárie dentária. Oral Microbiol Immunol 1999;14(1):1-20.

34. Hiremath SS. Livro de texto de medicina dentária preventiva e comunitária. Índia:ELSEVIER:2009.338- 42.

35. Fukuizumi H T, Tsujisawa T, Uchiyama C. Indução simultânea de células produtoras de imunoglobulina A específica nas glândulas salivares maiores e menores após aplicação amigdalina de antigénio em coelhos. Oral Microbiol Immunol. 1999;14:21-26.
36. Olajokun HRE, Folarin AA, Olaniran O, Umo AN (2008) Os isolados bacterianos prevalecentes da cárie dentária em crianças em idade escolar que frequentam a Clínica Dentária de Oauthc, ILE-IFE. Afri J Clinic Exper Micro 9: 103-108.
37. Caufield PW, Li Y, Dasanayake A, Saxena D (2007) Diversidade de lactobacilos nas cavidades orais de mulheres jovens com cáries dentárias. Caries Res 41: 2-8.

38. Katz J, Harmon CC, Buckner GP, Richardson GJ, Russell MW, Michalek SM. Protective salivary immunoglobulin A responses against Streptococcus mutans infection after intranasal immunization with S. mutans antigen I/II coupled to the B subunit of cholera toxin. Infect Immun. 1993;61:1964-71.

39. Katz J, Harmon CC, Buckner GP, Richardson GJ, Russell MW, Michalek SM. Protective salivary immunoglobulin A responses against Streptococcus mutans infection after intranasal immunization with S. mutans antigen I/II coupled to the B subunit of cholera toxin. Infect

Immun. 1993;61:1964-71.

40. Pucc Shiroza T, Ueda S, Kuramitsu HK. Análise da sequência do gene gtfB de Streptococcus mutans. J Bacteriol. 1987;169:4263-70

41. Lehner T, Ma JK, Kelly CG. Um mecanismo de imunização passiva com anticorpos monoclonais para um antigénio estreptocócico de 185.000 M(r). Adv Exp Med Biol. 1992;327:151-63

42. Haas W, Banas JA, 2Brandtzaeg P, Haneberg B. Role of nasalassociated lymphoid tissue in the human mucosal immune system. Mucosal Immunol Update. 1997;5:4-8.

43. Shiroza T, Ueda S, Kuramitsu HK. Análise da sequência do gene gtfB de Streptococcus mutans. J Bacteriol. 1987;169:4263-70.

44. Deepak R Dalai,1 Bhaskar DJ, 2 Chandan Agali,3 Vipul Gupta,4 Nisha Singh. Vacina contra a cárie. TMU J. Dent Vol. 2

45. Hoppert, Weber, e Coniff: Journal Dental Research, 12:161, fevereiro, 1932.

46. Hadley Faith: A Quantitative Method for Estimating Bacillus Acidophilus in saliva, J. A.D. A. 15:415, 1913.

47. Jay, Phillip; Hadley, Faith P.; Bunting, R. W.: Observations on Relationship of Bacillus Acidophilus to dental caries during the experimental feeding of candy, J. A. D. A. May, 1936, Pages 846-851

48. KM Shivakumar SK Vidya GN Chandu Vacina contra a cárie dentáriaIndian J Dent Res200920199106

49. R Srivastava A Kashyap M Kumar G Nath AK Jain Mucosal IgA & IL-1β in Helicobacter pylori InfectionIndian J Clin Biochem2013281192310.1007/s12291-012-0262-3

50. SJ Challacombe MW Russell J Hawkes Passagem de IgG intacta do plasma para a cavidade oral através do fluido crevicularClin Exp Immunol197834341722

51. M Mitoma T Oho N Michibata K Okano Y Nakano M Fukuyama A imunização passiva com leite bovino contendo anticorpos contra uma proteína de fusão antigénio-glucosiltransferase de superfície celular protege os ratos contra a cárie dentáriaInfect Immun200270527214

52. Russell MW, Hajishengallis G, Childers NK, Michalek SM. Imunidade secretora na defesa contra estreptococos mutans cariogénicos. Caries Res 1999;33:4-15.

53. Russell MW. Potencial das vacinas na prevenção de lesões de cárie. Oper Dent Suppl 2001;6:51-60.

54. Challacombe SJ, Russell MW, Hawkes J. Passagem de IgG intacta do plasma para a cavidade oral através do fluido crevicular. Clin Exp Immunol 1978;34:417-22

55. Lehner T, Caldwell J, Smith R. Imunização passiva local por anticorpos monoclonais contra o antigénio estreptocócico I/II na prevenção da cárie dentária. Infect Immun 1985;50:796- 9

56. Krasse B, Jordan HV. Effect of orally applied vaccines on oral colonization by Streptococcus mutans in rodents (Efeito de vacinas aplicadas oralmente na colonização oral por Streptococcus mutans em roedores). Arch Oral Biol 1977;22:479-84

57. Robinette RA, Oli MW, McArthur WP, Brady LJ. Um anticorpo monoclonal terapêutico anti-Streptococcus mutans utilizado em ensaios de proteção passiva humana influencia a resposta imunitária adaptativa. Vacina 2011;29:6292-300

58. Gambhir RS, Singh S, Singh G, Singh R, Nanda T, Kakar H. Vacina contra a cárie dentária - uma necessidade urgente. J Vaccinies Vaccin 2012;3:136.

59. Wilton JM. Controlo futuro da cárie dentária através da imunização: Vacinas e Saúde Oral. Int Dent J 1984;34:177-83.

60. Mandel ID. Prevenção de cáries: Estratégias actuais, novas direcções. J Am Dent Assoc 1996;127:1477-88

# ÍNDICE

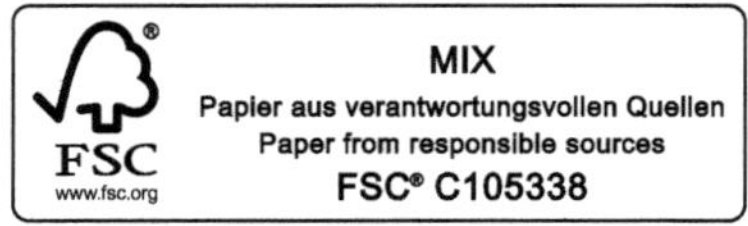


Printed by Books on Demand GmbH, Norderstedt / Germany